Cornelia Römer

Leben, die Zweite

Krebs – eine Krankheit führt Regie!?

House of Experience
Band 1

Cornelia Römer

Leben, die Zweite
Krebs – eine Krankheit führt Regie!?

House of the Poets

Paderborn Paris

Zweite Auflage 2000

House of the Poets
Technologiepark 11
33100 Paderborn
Tel.: 05251-68113-25
Fax: 05251-68113-26
www.hotpoets.de
Druck: Druckerei Westerheide, Bad Lippspringe
Covergestaltung: Komma GmbH, Paderborn
Printed in Germany

ISBN 3-9806883-1-3

FÜR DIE,
die da waren,
ganz nah – bei mir.

FÜR DIE,
die gehofft haben,
so oft – mit mir.

FÜR DIE,
die geglaubt haben,
immer – an mich.

FÜR DIE,
die gekämpft haben,
mit allen Mitteln – für mich.

FÜR DIE,
die mir die Augen geöffnet haben,
wenn sie blind waren vor Tränen.

FÜR DIE,
die mich verstanden und mir zugehört haben,
auch, wenn ich schwieg.

FÜR DIE,
die mich aufgebaut haben,
wenn ich am Boden zerstört war.

Also für EUCH – von mir.

Vorwort des Verlags

Im September 1999 nahm Cornelia Römer Kontakt zu unserem frisch gegründeten Verlag auf. Sie bat uns, ihr einige Ratschläge zu geben, wie sie möglichst kostengünstig eine Kleinauflage ihres Manuskripts drucken könnte, welches sie dann der Verwandtschaft und dem Freundeskreis zukommen lassen würde.

Nach Durchsicht des Manuskripts war uns eines sehr schnell bewußt: Dieser empfindsame, positive Erfahrungsbericht einer jungen Frau über den Umgang mit der Krankheit Krebs ist sicherlich auch für ein größeres Lesepublikum von Interesse.

Deshalb boten wir Cornelia Römer eine konkrete Zusammenarbeit an, die sich für alle Beteiligten äußerst fruchtbar und freundschaftlich gestaltete – eine Zusammenarbeit, die sich im vorliegenden Buch manifestiert.

Wir bedanken uns bei der Autorin dafür, daß wir ihr autobiographisches Werk so intensiv begleiten dürfen. Möge Connys unglaublich positive Grundeinstellung zum Leben mit Hilfe dieses Buches an zahlreiche Leserinnen und Leser weitergetragen werden.

Krebs. Der Begriff „Krebs“ ist ein Schlagwort unserer Zeit. Sämtliche Ängste/Urängste des Menschen finden in der Diagnose „Krebs“ eine Heimat.

Diese Krankheit ist schon seit dem Altertum als solche bekannt.

An Krebs zu erkranken, kommt für viele Menschen einem über sie verhängten Todesurteil gleich. Wer Krebs hat, der muß sterben. Doch damit nicht genug. Vorher muß der Patient Operation, Bestrahlung und Chemotherapie über sich ergehen lassen. Abgemagerte, eingefallene Menschen mit fahler Gesichtsfarbe, denen der baldige Tod in das ausdruckslose Gesicht geschrieben steht, fallen vielen Menschen ein, wenn sie sich einen an Krebs erkrankten Mitmenschen vorstellen. Nicht zu vergessen ist dabei die obligatorische Glatze, die als Folgeerscheinung der Chemotherapie den schlechten Gesamteindruck des Patienten noch verstärkt.

Es ist also nicht verwunderlich, daß die Diagnose „Krebs“ den Betroffenen oftmals in eine Krise/ein tiefes Loch stürzen läßt.

Die Aufgabe des Arztes ist es, in diesem Moment der Diagnosestellung einen kühlen Kopf zu bewahren und zu verstehen, was in dem Patienten vor sich geht. Schließlich ist er mit einer zwar nicht unbedingt tödlich verlaufenden, aber immerhin doch lebensbedrohlichen Krankheit konfrontiert. Der Arzt sollte der erste Ansprechpartner für sämtliche Sorgen, Ängste und Nöte des Krebspatienten sein und ihn gegebenenfalls an die Hand nehmen – das heißt, ihm schwere Entscheidungen abnehmen und Formalitäten regeln. Des weiteren kommt dem Arzt die Aufgabe zu, den Patienten behutsam, aber sorgfältig über die Krankheit aufzuklären.

Was ist Krebs? Diese Frage ist die ausschlaggebende Frage, die überhaupt vom Patienten an den Arzt gestellt werden kann. Eine solche Frage zu formulieren bedeutet, sich der Situation und somit der Krankheit zu stellen – sich mit ihr auseinandersetzen zu wollen. Das Annehmen der Situation und der Wunsch zu lernen, was es mit der Krebserkrankung auf sich hat, ist der erste Schritt in Richtung Heilung. Das Wissen um den Verlauf und die Entstehung der Krankheit hilft in den meisten Fällen gegen die Angst.

Krebs ist ganz allgemein formuliert: Das unkontrollierte Wachsen von gewebegebundenen Zellen, z.B. in Haut, Knochen oder Muskeln, und/oder freien, gewebeungebundenen (beweglichen) Zellen im Blut. Die Tumore, die durch dieses unkontrollierte Zellwachstum entstehen, haben für den Körper keinerlei Funktion. Im Gegenteil: Bei sinnlosem Zellwachstum geht die Masse der Krebszellen (Quantität) auf Kosten der Zellqualität und führt dadurch zu einer Überwucherung/Zerstörung des Körpers.

Die primäre Aufgabe der konventionellen Krebstherapie (meist eine Kombination von Operation, Bestrahlung und Chemotherapie) besteht darin, so früh wie möglich eine Kontrolle über die sich sinnlos vermehrenden Zellen herbeizuführen, die durch chemische, physikalische oder psychische Noxen (krankheitserregende Schadstoffe) außer Kontrolle geraten sind, um das körpereigene Gleichgewicht der Zellen wiederherzustellen. Wichtig zu wissen ist: Krebszellen können durchaus schon von Geburt an im Körper angelegt sein. Zudem produziert jeder Mensch jeden Tag sogenannte abnormale Zellen, die jedoch durch die konsequente Arbeit der Antikörper nicht weiter ins Gewicht fallen und problemlos beseitigt werden. Ein Gleichgewicht zwischen Abwehr- und Krebszellen ist unbedingt notwendig, um gesund zu werden.

Das allgemeine Schema der Krebsentstehung läßt sich ohne weiteres auf eine sozial-philosophische Ebene in das unmittelbare und auch das weitere Umfeld des Menschen übertragen. Überall dort, wo die Natur nicht mehr in der Lage ist, ihr natürliches Gleichgewicht zu wahren und es zu einer unkontrollierten Vermehrung kommt, folgen unweigerlich Katastrophen.

Ebenso verhält es sich mit der Psyche des Menschen: Eine unkontrollierte Vermehrung von Angstgefühlen führt zu Mutlosigkeit und Rückzug. Andererseits führt zuviel Mut zu Waghalsigkeit. Diese Liste ließe sich ohne weiteres noch beliebig weiterführen...

Dr. med. K. Rupitsch

Tara Luna

(geschrieben am 9.2.98 um 23.00 Uhr)

Warum weinst du denn? Bist du sehr traurig? Du brauchst keine Angst vor dem Leben zu haben. Ebensowenig vor dem Tod. Wenn jemand stirbt, dann ist sein Körper, den er hier auf Erden zum Leben benötigt, alt und verbraucht. Meistens jedenfalls ist das so. Doch der Körper eines Menschen dient eigentlich nur zur Verpackung der Seele. Die Seele kannst du dir als eine Art Vogelwesen vorstellen. In ihr sind alle Gedanken, Wünsche, Träume und Gefühle miteinander verbunden. Und das sind die Dinge, die einen Menschen ausmachen. Die körperliche Hülle ist also gar nicht so wichtig. Der Körper ist auf der Erde gefangen. Meist klebt er wie magnetisiert an der Erdoberfläche und bewegt sich im Rahmen seiner Möglichkeiten, die durch die irdischen Einflüsse begrenzt sind. Mit der Seele ist das anders. Wenn du sie ermutigst und ihr Freiheit schenkst, kann sie durch Raum und Zeit schweben. Mit Hilfe der Gedanken kann sie dir die Räume für die Verwirklichung deiner Träume und Wünsche schaffen. Die so entstandenen Welten begehst du zwar nicht mit deinem Körper, du kannst aber durch den Einsatz deiner Seele, deines Geistes und deiner Phantasie trotzdem ziemlich erstaunliche Entdeckungen machen. Wünsch dich doch zum Beispiel einfach mal auf den Mond! Von dort aus kann man das Treiben der mit Seelen gefüllten Körperhüllen auf der Erde ganz ausgezeichnet beobachten. Sicher, beim ersten Traumflug siehst du vielleicht noch nicht soviel. Es ist ja auch ungewohnt, sich selbst zu verlassen, um dann sich und andere von außen zu beobachten. Doch beim zweiten, spätestens beim dritten oder vierten Flug des Seelenvogels kannst du alles richtig sehen. Auch ohne deine irdischen Augen. Wenn du geübt bist und auch andere in dir versteckte Fähigkeiten der sinnlich auditiven Wahrnehmung geweckt und aktiviert hast, dann kannst du auch die Seelenvögel der anderen Menschen auf der Erde sehen. Sie sind sozusagen durchsichtig für den, der einen Blick/Sinn dafür entwickelt hat. Diesen Blick bzw. diese Art zu sehen, kann man erlernen, wie man alles erlernen kann, wenn man nur will und auch weiß wofür. Es gibt allerdings keine Seh-Lehrer oder Blick-Schulen. Am besten ist es vermutlich, du unterhältst dich mal mit einem, von dem du denkst, daß er schon mal ein Stück von deinem Seelenvogel gesehen hat. So einer verrät dir bestimmt ein wenig von seiner Technik, mit der er deinen Seelenvogel zum Vorschein gebracht hat. Doch Vorsicht! Laß dir nicht zuviel erzählen. Ich würde dir raten, dich erst einmal selbst mit deinem Seelenvogel anzufreunden. Vermutlich begegnest du ihm dann zuerst in einem Traum oder hörst seine Stimme. Trau dich ruhig, ihn hervorzulocken. Solange du ihn gut behandelst – und damit meine ich, daß du ihn ernst nehmen mußt, auch oder besonders wenn er mal krank oder schwach, müde oder traurig ist – wird er dich nicht verlassen oder dir weh tun, indem er dich beißt oder zwickt. Ich weiß da einen guten Trick, den du anwenden kannst, wenn dein Seelenvogel Kummer hat. Du schickst ihm einfach ein paar gute Wünsche und heilende Gedankenbilder für seine Zukunft. Aber Seelenvögel werden fast nie krank, wenn man den Kontakt zu ihnen sucht und aufrechterhält. Die Krankheit entsteht meist, wenn sie sich nicht integriert und nicht ernst genommen fühlen. Dann, wenn sie niemanden zum Reden haben, dann fühlen sie sich einsam und traurig. Den Menschenhüllen sieht man es oft an, in welcher Verfassung sich ihr Seelenvogel befindet. Ein trauriger Seelenvogel fühlt sich von seinem Menschen mißverstanden und verlassen. Er verkümmert dann. Das kannst du dir so vorstellen, als ob jemand dem Seelenvogel die Flügel stutzt. Mit so einem Seelenvogel im Körper kann der Mensch keine Traumflüge mehr unternehmen. Das Leben erscheint ohne phantastische Einwirkungen der Gedanken und Wünsche dann richtig trostlos und öde. Nicht selten wollen Menschen dann nicht mehr leben. Sie geben in solchen Momenten oft anderen Menschen/Erdbewohnern die Schuld an ihrer Misere. Dabei haben sie selbst oft mehrere Jahre ihren Seelenvogel überhört. So ein Vogel verhungert dann, wenn er nicht regelmäßig mit Zuwendung, Ideen und Liebe gefüttert wird.

Du hast dich nun mit deinem Seelenvogel beschäftigt und ihn schon etwas kennengelernt. Ganz kennenlernen wirst du ihn vermutlich nie, da er sehr sensibel ist und sich oft verändert. Das ist aber nicht weiter schlimm, wenn du ihm nur immer auf der Spur bleibst und ihm signalisierst, daß du versuchst, ihn zu verstehen. Unwissenheit wird er dir in der Regel nicht übelnehmen. Nur wenn du die Augen verschließt oder ihn verleumdest, ist er beleidigt und wird sich dir nicht mehr zeigen. Mit deinem Seelenvogel als Freund hingegen kannst du dich auf die Suche nach anderen Seelenvögeln machen. Schau dich ruhig um. Manchmal sieht man die Seelenvögel nicht sofort, denn einige Menschen halten ihren Seelenvogel eingesperrt oder versteckt. Es gibt auch welche, die behaupten, es gäbe keine Seelenvögel. Solche Menschen haben dann zumeist noch keinen Kontakt zu ihrem Seelenvogel gesucht. Du darfst diese Menschen nicht auf Grund ihrer Unwissenheit verurteilen. Sie wissen es oft einfach nicht besser – dafür können sie meistens nichts. Mir tun sie einfach leid, da sie keine Traumflüge machen können und ihnen einiges von dem entgeht, was ich als Bereicherung für mein Leben empfinde und nicht mehr missen möchte.

Einmal, als ich so dasaß auf dem Mond, da habe ich eine wirklich merkwürdige Entdeckung gemacht. Ich habe Menschen beobachtet und entdeckt, daß sich diese Spezies oftmals recht sonderbar verhält. Es gibt Menschen, die reden von nichts anderem als von der Sonne. Sie loben ihre Wärme und das Licht, das sie ausstrahlt. Das klingt nicht weiter verwunderlich. Das Kuriose ist nur, daß diese Menschen mit dem Rücken zur Sonne stehen, anstatt sich umzudrehen, ihr mit offenen Armen entgegenzulaufen und ihre Wärme im Gesicht zu fühlen bzw. sich von ihrem Licht blenden zu lassen. Sie *reden* nur von der Sonne, *fühlen* sie aber nie. Dabei ist es doch manchmal so einfach – man muß sich nur umdrehen... Einen Sonnenbrand nimmt man dann in Kauf; denn die meisten Dinge, denen man im Leben begegnet, haben mehrere Seiten, die kennenzulernen es lohnt.

Meine psychische Situation am Anfang des Jahres 1998 war alles andere als entspannt. Die Beziehung mit Martin, die ungefähr acht oder neun Monate zuvor begonnen hatte, war am Ende. Der Märchenprinz hatte sich in einen kriegerischen Ritter mit glänzender, aber auch eiserner Rüstung verwandelt. Wir fanden nicht mehr zueinander. Theoretisch ja – praktisch umgesetzt nie. Ich weiß nicht einmal mehr genau, woran es im Endeffekt wirklich gelegen hat. Vielleicht an seinen dauernden Unterstellungen, ich würde ihn nicht genug in mein Leben integrieren und somit permanent benachteiligen oder betrügen. Oder es lag daran, daß meine Gefühle für Frank doch noch intensiver waren, als ich mir eingestehen wollte. Sicher war ich es gewesen, die ihn nach mehr als dreijähriger Beziehung verlassen hatte. Doch wirklich losgelassen habe ich ihn wohl genausowenig wie er mich. Er ist, war und bleibt meine erste große Liebe. Ich war nun Single. Das erste Mal, seit ich dreizehn oder vierzehn Jahre alt war. Und ich war so BEZIEHUNGSMÜDE!

Meine damalige Wohnsituation war ich in etwa ebenso leid. Zusammen mit Sabine und Rahel bewohnte ich eine Dreizimmerwohnung in einer westfälischen Studentenstadt. Sabine und ich hatten sehr mit Rahels Depressionen zu kämpfen. Alkohol, Männer und Selbstmord waren die zentralen Themen, die in zahlreichen Diskussionen und Gesprächen erörtert wurden. Ich fühlte mich so verdammt verantwortlich für Rahel – hatte ich sie doch mit all ihren Problemen wirklich liebgewonnen. Doch helfen konnte ich ihr leider nicht. Zu nah ging mir ihre Geschichte, die mich so sehr an die Geschichte meines Vaters erinnerte, der sich, als ich sieben oder acht Jahre alt war, das Leben nahm (oder auch ein neues begann... wer weiß das schon so genau?).

Ich war eindeutig WG-MÜDE.

Ich hatte das ständige Gefühl, für alle und jeden da sein zu müssen. Dabei ging es mir schon seit einiger Zeit selbst nicht so gut. Andauernd fühlte ich mich müde und geschafft. Immer k.o., wollte ich eigentlich gar nichts mehr tun, außer zu ruhen.

Tagebuch

Dienstag, den 13.1.1998

Abends kommen Sabine und ich gegen 23 Uhr von Verena, unserer Studienfreundin, zurück (Rocky-Horrorshow-Videoabend) und suchen das Gespräch mit Rahel, die sich in der letzten Zeit sehr isoliert und zurückgezogen hat. Nach einem langen Gespräch über sie und ihr Leben erzählt sie uns, daß sie sich am Freitagabend zum ersten Mal ernsthaft das Leben nehmen wollte.

Wir sind entsetzt, haben ja nicht gewußt, daß es ihr so schlecht geht. Fragen uns, warum sie sich in solch einer Situation nicht an uns gewendet hat, an uns, die wir ihr doch schon so oft unsere Hilfe angeboten haben.

„Einsamkeit ist,
wenn man eine Hand sucht
und nur Worte findet."

Vermutlich haben wir ihr nicht oft genug die Hand gereicht – sie lediglich mit schönen Worten abgespeist. Es stimmt schon, mehr wollten und konnten wir ihr nicht geben. Irgendwie gelingt es uns, Rahel zu überreden, am nächsten Tag die Klinik für Psychiatrie und Psychotherapie aufzusuchen. Mit uns zusammen – nicht allein. Jetzt kann sie nicht mehr zurück! Wir gehen beruhigt ins Bett. Mit diesem Ziel vor Augen können wir schlafen. Fast. Ich habe Angst vor den

Ausmaßen, die das Ganze annehmen könnte. Angst vor dieser unbestimmten Zukunft.

Mittwoch, den 14.1.1998

Um 10 Uhr fahren wir zum Psychozentrum. An der Pforte will uns niemand mit einem Psychologen sprechen lassen. Telefonisch wird Rahel weiterverbunden. Bis auf einen Termin in zwei bis drei Wochen handelt sie sich nur Absagen ein. Drei Wochen... das ist in weiter Ferne. Wer weiß denn schon, was in drei Wochen ist? – Frust! Wir gehen nun auf eigene Faust in die Ambulanz der Klinik, um dort unser Glück zu versuchen. Vergebens. Sabine und Rahel gehen raus, um zu rauchen, während ich noch einmal mein Glück versuche und die Arzthelferin ordentlich ins Gebet nehme. Ich schildere ihr die dringende Situation. Zufällig kommt eine Ärztin vorbei. Sie hat eigentlich Mittagspause, nimmt sich aber ein wenig Zeit für uns. Rahel kann endlich reden. 45 Minuten warten Sabine und ich auf dem Flur auf sie. Fazit der gesamten Aktion: Die Ärztin will Rahel dabehalten. Sofort zur stationären Behandlung. Rahel wiederum hat der Ärztin im Gespräch glaubhaft versichert, daß sie in der WG gut aufgehoben sei. Außerdem habe sie ja auch noch ihre Mutter. Problem: Ihre Mutter weiß nichts von ihrem Zustand, und Sabine und ich sind an einem Punkt angelangt, an dem wir ihr nicht mehr helfen können. Wie auch? Es kann so gar nicht gut gehen. Darum fühlen Sabine und ich uns nach der „Kranken-

Psycho-Ambulanz-Aktion" auch nicht unbedingt besser. Ganz im Gegenteil. Uns ist die Verantwortung für Rahel im Prinzip direkt übertragen worden. Die Stimmung ist auf dem Nullpunkt, als Heike und Susanne, zwei Studienfreundinnen, zum Kaffeetrinken kommen. Niemand weiß, wie wir miteinander umgehen können – dürfen – sollen – müssen oder wie es in der Zukunft weitergehen soll. Nun ja, Rahel fährt erst einmal in die Uni, nachdem sie auf Susannes Frage: „Na, wie geht es Dir denn, Rahel?" mit: „Das ist eine schwere Frage, die ich so einfach nicht beantworten kann" antwortet. Ich bin froh, daß sie erst einmal weg ist. Teekränzchenkonversation ist genau das, was mir jetzt gut tut. Trotzdem schweifen die Gedanken immer wieder ab. Auch wir fahren zur Uni, sitzen rum und lenken uns ab. Das Seminar bei Dr. Müller war aber wirklich interessant. Doch auf dem Weg nach Hause kommt sie wieder über mich: diese verdammte Hilflosigkeit. Was können wir tun? Können wir sie heute Abend allein lassen? Welche Verantwortung tragen wir subjektiv, welche objektiv? Wie kann Rahels Mutter miteinbezogen werden? Wäre es besser, wenn sie in der Klinik geblieben wäre? 1000 Fragen und nicht eine zufriedenstellende Antwort.

Zentraler Punkt: Wir tragen nicht die Verantwortung für Rahel, können sie aber auch heute abend nicht allein lassen. Ein Widerspruch in sich. Der Abend verläuft nun so, daß Sabine nur für 1½ Stunden zu Jens, ihrem Freund, geht und ich mein Date mit Martin absage. Er ist stocksauer. Egal, ich kann mich nicht zerreißen. Sabine und ich nehmen uns fest vor, später am Abend erneut das Gespräch mit Rahel zu suchen. Sabine kommt zurück von Jens. Der muß sich enorm aufgeregt haben – Verantwortung als Thema, die Mutter muß informiert werden. Wir treffen uns zu später Stunde in unserer Küche. Wenn Wände reden könnten, hätte unsere Küche viel zu erzählen. Rahel sieht ganz erbärmlich aus – tut mir sehr leid. Sabine, die immer noch sichtlich bewegt ist von der Auseinandersetzung mit Jens, legt jetzt richtig los. Auch zum Thema Verantwortung. Mir reicht es jetzt. Ich kriege kaum einen Ton heraus, fange fast zu heulen an und bin am Ende meiner Kräfte. Gehe in mein Zimmer. Rahel weint in der Küche. Ich sammle mich, um sie zu trösten. Bin fest davon überzeugt, daß wir noch heute ihre Mutter informieren müssen. Rahel ist geschafft von dem heutigen Tag und geht ins Bett. Vorher verspricht sie Sabine und mir, morgen ihre Mutter anzurufen. Im Krankenhaus hatte sie der Psychologin versprechen müssen, sich nicht das Leben zu nehmen.

Wie oft ist meinem Vater wohl dieses Versprechen abgenommen worden während seiner zahlreichen Klinikaufenthalte?

Hoffentlich helfen Rahel die von der Ärztin verschriebenen Tabletten beim Schlafen.

Schlaf gut, Rahel, morgen ist ein neuer Tag, es geht schon irgendwie weiter!

Sabine und ich sind ziemlich aufgewühlt und von einer bis dato nicht gekannten Unruhe befallen, stehen im Gespräche, Tränen und Beziehungen. Badezimmer, Fenster offen, Sabine raucht, wir trinken Bier. Wir rufen noch am selben Abend ihre Mutter an, damit sie weiß, wie akut schlecht es ihrer Tochter geht und damit sie das hoffentlich morgen stattfindende Gespräch mit ihrer Tochter besser einordnen und ihr somit helfen kann. Mir ist schlecht, ich finde keine Worte, wähle aber trotzdem die Nummer, die Sabine mir vorliest. Als Frau Schiller sich meldet, nimmt alles seinen Lauf. Nachdem ich ihr erklärt habe, wer ich bin und warum ich zu dieser späten Stunde noch anrufe, ihr anschließend die ganze Situation schildere, um ihr die Wichtigkeit dieses Telefonats deutlich zu machen, stelle ich fest, daß dieses Gespräch vermutlich nur sinnvoll sein kann, wenn es vertraulich bleibt. Ich spreche mit dieser Frau, die ich noch nie in meinem Leben gesehen habe, über Rahels jahrelange Depressionen, Selbstmordgedanken, Alkohol, Tabletten, Uni, Einsamkeit, Tränen und Beziehungen.

Das alles ist nicht einfach. Frau Schiller weint und kann nicht fassen, was mit ihrer Tochter geschieht. Schuldgefühle, Erinnerungen an die eigene Mutter, die sich das Leben nahm. Parallelen zum Mann beim Thema Alkohol. Es wird schnell klar: die Tochter, die sie zu kennen glaubt, gibt es überhaupt nicht. Und das erfährt sie von mir, wo ich ihr doch vollkommen fremd bin. Auch Sabine ist nach dem Telefonat überzeugt davon, daß wir das Richtige getan haben. Die Verantwortung liegt nun nicht mehr bei uns allein. Ich bin fix und fertig. Hoffentlich läßt Frau Schiller uns nicht allein, sondern hilft uns, ihrer Tochter zu helfen. Wir gehen sehr aufgewühlt ins Bett. Neuer Tag, neues Glück.

Nach einer viel zu kurzen Nacht treffe ich Rahel im

Bad. Auf meine Frage, wie sie denn mit Hilfe der Tabletten geschlafen habe, antwortet sie mir: ja, gut. Sie erzählt mir außerdem, wie sie die Tablette, von der sie nur ein Viertel einnehmen sollte, zerteilt hat. Ich bin zufrieden. Wenn die Medikamente helfen, dann findet sie Schlaf. Mit ausreichend Schlaf kann sie den Alltag besser bewältigen.

> *„Wer keine Nacht im Rücken hat,*
> *der taugt nicht für den Tag."*

Die Ernüchterung folgt auf dem Fuße. Ich glaube nicht, daß sie die Tabletten eingenommen hat. Als Rahel zur Uni fährt, gehen Sabine und ich in ihr Zimmer. Die Tabletten sind unberührt. Ich bin traurig, wütend und enttäuscht zugleich, wurde belogen. Sabine ist ebenso entsetzt. Gut, daß die Mutter alles weiß. Warum ist Rahel nicht ehrlich zu uns? Zu uns, die wir so vieles für sie versucht und getan haben.

Montag, 19.1.1998

Das darf doch alles nicht wahr sein! Da haben wir doch letzte Woche wirklich versucht, das Beste aus unserer Situation zu machen – und nun?

Es war wie ein Schlag ins Gesicht, als Rahel uns am Sonntagabend mitteilte, sie habe jetzt keine Lust, mit uns über das Gespräch mit ihrer Mutter, das am Wochenende stattfand, zu sprechen. Der Abend fing schon sehr merkwürdig an. Als wir Rahel baten, sich mit uns in die Küche zu setzen, ließ sie uns fast eine halbe Stunde warten. Sie wollte erst fernsehen. Auf meine Frage, ob und welche Hilfe sie denn nun von ihrer Mutter bekäme, antwortete sie, sie könne ihre Mutter immer anrufen, wenn es ihr schlecht ginge – außerdem würde sie demnächst auf Anraten ihrer Mutter ein wenig Sport treiben wollen. Wenn das alles sein soll, dann zweifle ich langsam aber sicher wirklich an der Kompetenz der Mutter. Einen neuen Termin mit der Ärztin hatte sie auch nicht vereinbart. Angeblich war die Sprechstundenhilfe nicht da. Gewartet hat sie aber auch nicht. Und auch heute morgen (Rahel hatte erst um 14 Uhr Uni) hat sie es nicht geschafft, dort anzurufen. Stattdessen nimmt sie auch weiterhin keine der ihr verordneten Medikamente. Für heute abend hat sie sich bereits Bier und Wein kalt gestellt. Erst am Mittwoch hatte sie mit der Psychologin herausgearbeitet, daß Alkohol ihre Depression maßgeblich fördert und unterstützt. Ich bin mit meinem Latein am Ende.

Prosit, Rahel.

Ich wünsche dir einen wunderschönen und erholsamen Abend...

Es ist nun das Jahr 1999 – Sommer 1999. Ich werde mir darüber klar, was in diesem letzten Jahr so alles passiert ist und wo die möglichen Ursachen dieser, meiner Krankheit liegen. Ich habe nun sehr viel Zeit. Endlich habe ich Zeit, um über alles nachzudenken. Zeit, dieses Buch zu schreiben. Ich habe nun einfach diese Zeit – muß nicht mehr (oder noch nicht wieder) um sie kämpfen. Niemand sagt mir mehr: „Sie haben vielleicht nur wenig Zeit" oder: „Für so etwas haben sie zur Zeit keine Zeit". Zeit als der Luxus, den ich mir jetzt wieder leisten kann und auch will.

Und auch damals – damals in meinem anderen Leben, dem Leben vor der Erkrankung oder besser gesagt, in der Zeit, als ich erkrankte – hatte ich auf einmal Zeit. Eine Zeit, deren Stimmung überwiegend an eine im wahrsten Sinne des Wortes END-ZEIT-STIMMUNG erinnerte.

Martin versuchte vor gut einem Jahr, mich zu überreden, doch selbst einmal mit einem Psychologen Kontakt aufzunehmen. Meine Vergangenheit – Kindheit – sollte ich endlich aufarbeiten, um dann unbelastet und frei von allem, was bedrücken könnte, mit ihm glücklich zu werden. Ich schenkte dieser irrsinnigen Idee Vertrauen, dachte, daß es schlimmer eigentlich nicht werden konnte. Ich darf Rahel nicht zu einem Psychologen schicken und dann selbst davor weglaufen.

Nun soll ich mich auseinandersetzen und aufarbeiten. Will ich das wirklich? Kann ich einschätzen, was passiert, die Kontrolle behalten? Ich weiß es nicht. Aber einen Versuch ist es wert. Vielleicht bin ich ja auch dann nicht mehr so müde...

Nach der ersten Sitzung:

Tagebuch Januar 1998

Das erste Mal! Ich fühle mich sehr durcheinander, als ich die Praxis verlasse. Draußen muß ich erst einmal tief durchatmen – Luft holen. Die Menschen um mich herum nehme ich kaum wahr – Randerscheinungen. Mein Kopf ist voll mit Dingen, die mich bewegen, die auf unerfindliche Weise ins Rollen gebracht wurden. Dabei fühle ich mich ziemlich ausgepowert und leer. Mir geht das alles sehr nahe. Versuche, mich im Griff zu haben – Rationalität. Geheimste, innerste Befürchtungen wurden offenbart. Fast schon banal. Fühle mich bloßgestellt, manchmal angegriffen. Es tut weh, über manche Dinge zu sprechen, für die so viele Jahre die Worte fehlten. Ich will mich stellen: der Vergangenheit werde ich mich stellen, aber nicht ausliefern! Bisher wollten das immer andere – Fremdbestimmung. Indem ich mich auseinandersetzen will, nehme ich denen den Wind aus den Segeln. Aber auf Ulla, meine Mutter, lasse ich nichts kommen. Zuviel hat sie schon durchstehen müssen, auch für mich. Über meinen Vater zu sprechen, Bernd, das tut weh. Nichts geht mir so nahe. Ich habe Angst davor, die Kindheit noch einmal durchleben zu müssen – Emotionalität. Angst davor, richtig zu trauern und Abschied zu nehmen für immer – Endgültigkeit.

Angst – ein unbestimmtes Gefühl, die Situation nicht zu lenken, mich selbst nicht bestimmen zu können. Ausgeliefert sein – mir selbst und alldem, was dann schmerzt, ausgeliefert zu sein und echte Gefühle verspüren zu müssen. Auch Angst davor, die „Sache mit dem Ponyhof" noch einmal zu durchleben – Emotionalität. Habe in diesem Zusammenhang immer nur über Fakten berichtet, nie über Gefühle. Das Ganze immer nett umschrieben. „Die Sache mit dem Ponyhof" – das klingt so wunderbar einfach. Ist es das nicht auch? Immerhin ist es doch schon 12 Jahre her; und da muß es doch endlich mal einfach werden, über dieses Thema zu sprechen!? Es wundert mich selbst, daß ich es vorhin zum ersten Mal Mißbrauch genannt habe. Das klang so deutlich und direkt. Ich fühlte mich vorhin so hilflos! Dabei hatte ich mir doch so ein schönes Konzept erarbeitet. Hatte eine genaue Vorstellung, wie diese Sitzung ablaufen sollte. Alles vorher aufgeschrieben. Als Stütze. Bloß keine Unsicherheit. Fakten, Fakten, Fakten. Dann kippte alles um. Ich mußte mich erst einmal sammeln, bevor ich weiterreden konnte. Unsicherheit.

So richtig angefangen hat das „ES“, meine Krankheit, der Krebs, während der Karnevalszeit. Ich habe immer gerne und auch ausgiebig Karneval gefeiert. Und in diesem Jahr sollte es besonders lustig werden. Alles war vorbereitet. Ich hatte noch die letzten Karten für die Stadthalle ergattert. Die Kostüme waren genäht, ja selbst die Übernachtungsfrage war im Vorfeld geklärt, so daß niemand fahren mußte. Doch manchmal kommt es dann eben doch ganz anders, als man es sich so denkt. Und „ES“ kam. Anders. Ich war die ganze Zeit kaputt und k.o., mußte mich andauernd hinsetzen. Tanzen fiel in diesem Jahr für mich aus. Außerdem war meine Periode längst überfällig. Dabei hatte ich doch nur ein einziges Mal mit Frank... Na toll! Schwanger vom Ex-ex-Freund, der mich an diesem Abend aber nicht ansprechen durfte, da er neu liiert war. Am Abend zuvor war er noch bei mir gewesen und hatte mir das Versprechen abgenommen, ihr nichts von uns zu sagen. Scheiße! Mir ging es wirklich verdammt schlecht. Von vielen Leuten wurde ich an diesem Abend angesprochen: Hast du abgenommen? Wie bist du denn so schnell die Kilos losgeworden? Ich wußte nichts darauf zu sagen. Appetit hatte ich schon lange nicht mehr und dementsprechend Größe 42 auch nicht. Ganz ohne Diät. Plötzlich waren die Pfunde fort. Ich hatte nicht darüber nachgedacht, denn es sah ganz nett aus. Doch viel weniger durfte es nicht werden. Das war mir klar. Vor Mitternacht fuhr ich nach Hause, ohne die Party auch nur annähernd genossen zu haben. Ich war traurig, aber eigentlich auch viel zu kaputt und müde, um weiter darüber nachzudenken. Auf dieses verpatzte Karnevalsfest folgte eine längere Auszeit für mich, denn eine vermeintliche Grippe fesselte mich ans Bett bzw. an das Sofa im Wohnzimmer. Vermeintlich deshalb, weil es mir zwar nicht gutging, ich aber kein Fieber bekam. Nach Karneval eine Grippe zu bekommen, war für mich nicht weiter ungewöhnlich. Ich bekam eigentlich jedes Jahr nach Karneval eine Grippe. Aber in diesem Jahr fühlte ich mich besonders elend und erbärmlich dabei. Ulla, meine Mutter, pflegte mich hingebungsvoll, und ich hatte nur ein Ziel: wieder schnell auf die Beine zu kommen, denn eine Woche später wollte ich mit Sabine ins Sauerland fahren, um einmal so richtig auszuspannen. Wir freuten uns beide riesig darauf. Nach dem ganzen Streß in der Zeit davor hatten wir uns auch ein wenig Erholung verdient. Und so fuhren wir tatsächlich eine Woche später los. Mir ging es zwar nicht wesentlich besser, aber eben auch nicht schlechter als vorher. Mit diversen Antigrippemitteln aus der Apotheke versorgt, starteten wir in einen Urlaub, der so ganz anders wurde, als wir ihn uns vorgestellt hatten. Mir ging es in der ganzen Zeit nicht besser, und so konnten wir nur eingeschränkt aktiv sein. Trotzdem raffte ich mich auf, jeden Tag spazieren- und schwimmenzugehen oder auch mal auf der Eisbahn einige Runden zu drehen. Den Rest des Tages gammelten wir zumeist auf dem Sofa herum, um uns zu erholen. Die Nächte waren, wie so oft in letzter Zeit, schlaflos für mich. Irgend etwas stimmte nicht. Und „ES“ machte mir Angst. Doch vor einem Arztbesuch hatte ich noch viel mehr

Angst. Warum auch immer, ich weiß es selbst nicht. Wieder Zuhause, baute ich sehr schnell ab. Ich lag die meiste Zeit auf dem Sofa und wollte nur ruhen, nichts essen. Selbst zu meinen Pferden – Blacky, Kalinka und Max – konnte ich nicht mehr gehen. Meine Beine schienen mich nicht mehr tragen zu wollen. So gern ich auch gewollt hätte. Ich konnte nicht mehr und fühlte mich am Ende meiner Kräfte. Ich hatte mittlerweile deutlich an Gewicht verloren. Zum ersten Mal wurde mir dies richtig bewußt, als ich mit meiner Freundin Ramona ein Hochzeitskleid kaufen wollte. Zu diesem Anlaß fuhren wir in eine nahegelegene Kleinstadt. Und auch ich suchte in meiner Eigenschaft als Brautführerin nach passender Garderobe. Die Verkäuferin gab mir sämtliche Kleider in Größe 38 zur Anprobe. Ich nahm dies wohl zur Kenntnis, wunderte mich aber nicht sonderlich darüber. Auch mit meiner Mutter hatte ich zu diesem Zeitpunkt einige Streitigkeiten über meinen Gewichtsverlust, da sie vermutete, ich sei magersüchtig. Ich verneinte diese meiner Meinung nach vollkommen haltlose Unterstellung und schaltete ab. Erklären konnte ich mir mein geringes Gewicht auch nicht. Die innere Angst vor dem „ES“, das irgendwo in mir war (ich spürte es) wurde immer größer. Doch die Angst, zum Arzt zu gehen, war eben noch viel massiver.

Mir war zu diesem Zeitpunkt klar, daß die Diagnose schlimm sein würde. Ich wollte dieser Tatsache nicht direkt ins Auge sehen. Warum? – Ich weiß es selbst nicht.

Die Zeit und das Leben gingen weiter, und mir ging es immer schlechter. Meinem Onkel hatte ich zugesagt, Anfang April auf sein Haus und seine Hunde aufzupassen. An diese Zeit zurückzudenken, fällt mir wirklich schwer und geht mir sehr nahe.

Rein *rational* kann ich sagen, daß diese zehn Tage nur sehr langsam vorbeigingen. Ich war wenig aktiv. Ich ließ die Hunde raus und goß die Blumen, auch beim Nachbarn. Meine 12jährige Schwester Eva kam mich für einige Tage besuchen. Meine Mutter, die zu dieser Zeit mit dem Umzug eines Verwandten viel zu tun hatte, schickte sie zu mir, damit sie sich ein wenig um mich kümmerte. Sie sollte auf jeden Fall darauf achtgeben, daß ich genug aß. Eva und ich hatten alles in allem eine sehr ruhige Zeit. Zumindest nach außen hin. Wir verstanden uns gut und kamen gar nicht auf die Idee zu streiten. Die Ruhe vor dem Sturm?! Rein *emotional* zählten diese zehn Tage wohl zu den schlimmsten Tagen während der gesamten Krankheit. Ich stand vormittags auf und ließ die Hunde in den Garten. Der nächste Gang war der ins Bad. Nach der Gesichtswäsche mußte ich mich erst einmal setzen, um auszuruhen und um Luft zu holen. Ich war sehr schwach. Mir wurde immer wieder schwarz vor Augen. Das Zähneputzen war die reinste Tortur. Ich vertrug den Geschmack der Zahnpasta nicht und mußte jedesmal würgen, wenn ich mir den Mund ausspülen wollte – hatte permanent das Gefühl, mich übergeben zu müssen. Doch mein Magen war leer und so kam es nicht wirklich dazu. Eine Idee, ein immer wiederkehrender Gedanke manifestierte sich in meinem Kopf: *Wenn es so weitergeht, dann wirst du sterben. Du wirst bei lebendigem Leib verhungern!*

Ich fühle mich noch immer nicht in der Lage, einen Arzt besuchen zu können. Stattdessen nehme ich mir fest vor, morgen aktiver zu sein. Ich will in eine Apotheke fahren und mir Aspirin besorgen. Nachts schlafe ich wie immer sehr unruhig, bin müde und unausgeruht am nächsten Tag, so, als ob ich mehrere Stunden nur gedöst hätte. An diesem folgenden Tag gehe ich wirklich in die Apotheke und verlange die Tabletten. Der Apotheker händigt sie mir erst aus, nachdem er mich auf Grund meines Aussehens dazu ermahnt hat, umgehend einen Arzt aufzusuchen. „Klar, mache ich“, sage ich und: *das geht dich doch einen Scheißdreck an, wie es mir geht*, denke ich. Die Tabletten helfen wenig. Ich nehme jeden Tag 3 oder 4 davon ein. Aber ein bißchen helfen sie doch. *Dann kann es eigentlich auch gar nicht so schlimm sein, wie ich dachte*, denke ich mir. Am nächsten Tag fahre ich vormittags nach Hause. Ich will auf keinen Fall meiner Familie begegnen, damit sie nicht sehen, wie schlecht es mir geht. Verstellen brauche ich mich glücklicherweise nicht, denn keiner meiner Lieben ist daheim. Das ist auch gut so, denn ich muß gleich weiter zu meinem Psychologen. Und in die WG. Und in Jens' Wohnung, um Blumen zu gießen. Wie soll ich das nur schaffen? Ich bin jetzt schon vollkommen fertig, möchte nur schlafen. Aber egal, da muß ich nun einmal durch. Ulla ist also nicht zu Haus. Nur ein Zettel liegt auf dem Tisch. Darauf steht, daß sie sich große Sorgen um mich macht. Ich müsse unbedingt mit meinem Psychologen über meinen Gesundheitszustand sprechen. Schließlich ist Dr. Hartmann auch

Internist. Eine Liste mit den Punkten, die ich ansprechen soll, hat sie mir hingelegt:

- *Gewichtsverlust*
- *Gesichtsblässe*
- *weiße Lippen*
- *weiße Nägel*
- *Müdigkeit*

Darunter noch ein Satz: *Wenn Du nicht mit ihm redest, dann werde ich mit ihm sprechen!* Es ist ihr ernst. Mir auch. Ich will mir ja helfen lassen, habe aber zu große Angst vor der Realität. Warum? Ich weiß es nicht, werde aber auch schon wieder müde. Schnell fahre ich los. Erst in die WG zum Blumengießen. Ich versuche, einen Müsliriegel zu essen. Nach zwei Bissen wird mir ganz schlecht. Ich habe seit nunmehr zwei oder drei Wochen kaum etwas gegessen und bestimmt noch einmal 6 oder 7 Kilo abgenommen – mittlerweile trage ich Größe 36. Ich mache mir mittlerweile selbst Angst. Ich habe Angst vor mir.

Hauptsache ich schaffe den Weg in die Praxis. Keuchend erklimme ich jede Treppenstufe. Mache immer wieder Pausen. So darf es mit mir nicht weitergehen. Ich bin 21 Jahre alt und ächze wie ein Urwaldmammutbaum, wenn er gefällt wird. Die heutige Sitzung ist sehr unangenehm und anstrengend für mich. Ich habe das Gefühl, wir reden ständig um den heißen Brei herum.

„Ich hole sie da ab, wo sie sich befinden. Wie geht es ihnen?“

„Schlecht. Ich weiß nicht so genau...“

„Können sie das näher beschreiben? Was ist das Schlechte?“

„Nein, kann ich nicht.“

Ich habe Angst, sterben zu müssen, und kann nicht darüber sprechen. Muß dauernd husten. Ein trockener Husten, der seit Wochen nicht vergeht. Ich lutsche immerzu Hustenbonbons, um überhaupt mehr als zwei Sätze am Stück sprechen zu können.

Der weitere Verlauf der Sitzung geht mehr oder weniger an mir vorbei. Ich kann nicht gut denken. Nicht heute und auch die letzten Wochen nicht. Heute ist Mitarbeit nicht möglich. Am Ende der Stunde erzähle ich Dr. Hartmann von meinen Beschwerden. Er notiert sich alles, fragt aber kaum nach. Einmal zieht er mein Augenlid hinunter und bemerkt, daß es schneeweiß ist. Wie eigentlich alles an mir, was normalerweise rot ist. Meine Fingernägel und auch meine Hautfarbe, gar nicht erst zu sprechen von meinen Lippen. Weiß, wie Schnee...! „Anämie/Blutarmut“, lautet seine Schnelldiagnose. „Kommt schon mal vor bei Frauen in ihrem Alter.“

Ich sehe spontan das Bild von der vergifteten Katze vor mir, die ich vor einiger Zeit auf dem Arm hatte. Nase und Pfoten waren weiß. So weiß wie bei mir. Die Katze verstarb kurze Zeit später...

„Anschaulicher, sehr schöner Vergleich, Frau Römer“, lautet die Meinung des Psychointernisten. Ich habe Angst. Wie eigentlich an jedem der letzten Tage. Letzte Tage... Gedanken. Der Arzt erzählt mir, daß er mich sowieso noch einmal körperlich untersuchen müsse, damit die Krankenkasse die Kosten für die Therapie übernimmt. Im Rahmen dieser Untersuchung wolle er dann die Anämie abklären. Ich solle mir nicht so viele Sorgen machen. Die Untersuchung würden wir direkt nach seinem Urlaub machen, verspricht er mir. Also in zwei oder drei Wochen.

Ich fahre zur WG zurück. Bin sogar ein bißchen erleichtert. Ich muß mich zwar untersuchen lassen und habe eine schreckliche Angst davor, aber erst in zwei bis drei Wochen. Vielleicht ist bis dahin auch schon alles wieder gut. Vielleicht ist alles gar nicht so schlimm, wie ich dachte, sonst hätte er mich bestimmt gleich in das nächste Krankenhaus geschickt. Ich gieße noch bei Jens die Blumen und fahre in die Wohnung meines Onkels zurück. Am Telefon berichte ich Ulla von meiner Blutarmut. Ich glaube, nein, ich hoffe, sie ist genauso erleichtert wie ich. Ja, erleichtert. Das bin ich wohl im wahrsten Sinne des Wortes. Um mindestens zehn oder zwölf Kilo. Ich bin aber auch darüber erleichtert, daß ich jetzt noch drei lange Wochen Aufschub habe bis zum Tag X, dem Tag der Untersuchung. Doch besser geht es mir nicht. Das bemerkt auch Frank, der mich besucht und versucht, mich zum Essen zu überreden. Das bemerkt auch meine Schwester Eva, die Ulla hergeschickt hat, um nach mir zu sehen. Jeden der nun folgenden Tage deckt sie morgens den Frühstückstisch und kocht Tee für mich. Ich muß zumindest einmal vom Toast abbeißen, um sie nicht zu enttäuschen. Dann spielen wir eine Partie UNO, bis ich mich aufs Sofa lege, um zu schlafen. Eva sieht fern und liest. Wenn ich wach werde, spielen wir noch ein wenig weiter. Danach ist es ja auch schon Zeit fürs Bett.

Oh Eva, ich bin so unendlich froh, daß Du dort warst und mich so liebevoll umsorgt hast. Ohne Dich hätte ich vermutlich nicht solange durchgehalten und versucht, die Augen nicht für immer zu schließen. Auch wenn mir oft danach war. Du hast eigentlich jeden Wunsch bei mir frei. Ich will immer für Dich da sein. Die Zeit, die war schrecklich, das weiß ich, auch für Dich!

Ich liebe Dich !!!

Mittlerweile bin ich zu Hause bei meiner Familie und hoffe immer noch darauf, daß es mir bald besser geht. Und wenn schon nicht besser, dann bitte bitte anders. Zu einem Arzt kann ich einfach nicht gehen. *Ich kann nicht*, das heißt eigentlich immer: *ich will nicht*. Und verdammt noch mal, warum nicht? Weil ich Angst habe und Angst lähmt und hilflos macht! Macht? Keine Macht mehr – zumindest nicht über die Angst.

Vielleicht ist es ja doch nur eine verschleppte Grippe...?! Ich glaube schon selbst fast nicht mehr daran. Außerdem habe ich bald den Termin bei Dr. Hartmann. Alles wird sich aufklären, so oder so. Ich fühle mich so schwach und müde. LEBENSMÜDE...! Ich bin am Ende meiner Kräfte. Ich kann nicht mehr. Ich will auch nicht mehr. Ich liege jeden Tag bei Ulla auf dem Sofa, lasse mich von ihr pflegen. Die wiederum macht sich große Sorgen und will, daß ich vor meinem Termin bei dem Psychointernisten einen anderen Arzt aufsuche. Ich lehne ab. Resultat: Ulla ruft eine befreundete Ärztin an, die mich zu einer Untersuchung überreden soll. Ich weigere mich, mit ihr zu sprechen, bekomme aber trotzdem den Telefonhörer in die Hand gedrückt. Alles, was sie mir sagt, weiß ich bereits: „Du darfst eine Untersuchung nicht länger aufschieben und somit wertvolle Zeit verstreichen lassen. Bei manchen Erkrankungen zählt jeder Tag. Und wenn es nichts Schlimmes ist, dann bist du nach einer Untersuchung zumindest die Angst los. Mach was, Conny!“

Ja, ja, ich weiß. Ich muß das nicht noch einmal hören. Ich kann es nicht mehr hören. Ich will es auch nicht mehr hören!

Ulla macht nun umgehend einen Termin mit einem anderen Arzt aus der Gemeinschaftspraxis von Dr. Hartmann aus. Der hat aber erst in zwei oder drei Tagen einen Termin für mich frei. Und vielleicht ist bis dahin ja auch alles wieder gut, bin ich bis dahin wieder gesund.

Aber erstens kommt es ja bekanntlich anders und zweitens als man denkt. Und es kam auch diesmal anders. Ich baute immer weiter ab. Stunde für Stunde, Tag für Tag. Außerdem bekam ich Fieber. Hohes Fieber.

Meine Freundin Ramona besprach indes mit meiner Mutter, daß sie einen ganz tollen Arzt kenne, zu dem sie immer gehe, wenn sie sich schlecht fühle. „Falls mal ganz dringend irgend etwas sein sollte, kommt der auch sofort nach Hause.“ Und es war was. Etwas ganz dringendes. Und er kam auch. Sofort kam er zu mir, ließ in seiner Praxis alles stehen und liegen. Dieser sagenhafte Arzt sollte mein Retter werden. Der, der das Unmögliche möglich macht. Aber soweit war es noch nicht.

Es verging nun noch eine kurze Zeit, in der alles noch schlimmer wurde – oder auch nicht, weil es schlimmer nicht werden konnte.

Ich konnte bzw. ich wollte meinen Zustand nicht wahrhaben. Mir ging es immer schlechter. Doch je schlechter es mir ging, desto größer wurde die Angst, einen Arzt aufzusuchen. Angst vor der Diagnose. Angst vor der dann anstehenden Behandlung. Schlußendlich wuchs mit jedem Tag die Angst vor dem Tod – dem eigenen Tod.

Und so kam es, daß ich mich in dieser schlechten Verfassung aufraffte und pünktlich zum Semesterbeginn in die Uni ging. Wenn ich stark genug wäre, in die Uni zu gehen, Vorlesungen zu besuchen und zu lernen, dann kann alles gar nicht so schlimm sein – dann muß ich auch nicht sterben. Ich stehe doch mitten im Leben und gehe einem geregelten Tagesablauf nach. Da stirbt es sich nicht so einfach. Da ist man auch nicht einfach so schwer krank. Ich versuchte, mir mit letzter Kraft die Scheinwelt zu bauen, zu erhalten, in der ich so gerne leben wollte. Und dazu gehörte nun einmal, nach den Semesterferien zurück an die Uni zu gehen. Zurück in meine WG zu ziehen. Zu Sabine und Rahel – zurück zu den altbekannten Problemen. Alles wie vorher, nur ohne meine Kraft und ohne mein

Lachen.

Der erste Unitag war anstrengend und sehr schwierig für mich. Hunderte von Stufen rauf- und runterhechten, von einem Professor zum nächsten. Das war eindeutig zuviel für mich. Ich setzte mich in mein Auto, wartete fast zwei Stunden auf Sabine, die mit Susanne den Stundenplan für unser viertes Semester erstellte.

Wir fuhren gemeinsam nach Hause. D.h. Sabine fuhr wie auch schon am Morgen mein Auto, da ich mich nicht mehr zum Autofahren in der Lage fühlte. Als Sabine dann am frühen Abend zu Jens ging, blieb ich allein mit Rahel in der WG. Sie hatte bereits sechs halbe Liter Bier und eine Flasche Wein im Kühlschrank deponiert. Na toll, das versprach ja ein toller Abend zu werden. Endlich allein in meinem Zimmer, kam dann der totale Zusammenbruch für mich. Eigentlich längst überfällig, brach ich unvermittelt in Tränen aus. Wie lange hatte ich eigentlich nicht mehr geweint? Ich wußte es nicht. Sicher, im Haus meines Onkels habe ich geweint den ein oder anderen Abend. Aber sonst? Es muß Jahre hergewesen sein. Ich fühlte mich der Wohnsituation, der Uni, meinem ganzen Leben nicht mehr gewachsen. Die Angst, mittlerweile eine Konstante in meinem Leben, die mich schon lange begleitet hatte, ohne mir wirklich bewußt zu sein, wachte auf und ergriff Besitz von meinen wirren und haltlosen Gedanken. Ich rief Ulla an, damit sie mich aus der WG abholte. Sabine legte ich meinen Autoschlüssel und zwanzig Mark zum Tanken hin. *Damit sie gut zur Uni käme*, dachte ich mir und: *in ein paar Tagen bin ich wieder hier*, schrieb ich ihr. *Spätestens*. Doch es kommt meistens ganz anders als man denkt. Ich kam erst ein Jahr später wieder zurück, und da sollten wir nichts mehr voneinander wissen wollen. Aber das ist eine andere Geschichte, die zwar ihre Wurzeln in meiner Erkrankung und den damit verbundenen Freundschafts- und Füreinander-da-seins-Vorstellungen hat, die aber hier keinen Platz findet. Nur hier und da werde ich vermutlich einige kleinere Vorkommnisse anschneiden müssen, um meine Geschichte erzählen zu können.

Der Termin bei dem Vertretungsarzt stand nun kurz bevor, und ich wurde sichtlich unruhig, überlegte mir dauernd Ausflüchte, um ihn nicht aufsuchen zu müssen... Daß ich am nächsten Tag gar nicht mehr in der Lage sein würde, überhaupt ein Bein vor das andere zu setzen, war mir zu diesem Zeitpunkt höchstens unterbewußt klar. Doch zwischen dem eben beschriebenen und dem folgenden Tag lag noch eine Nacht. Eine sehr lange Nacht. Und vielleicht würde auch alles wieder gut werden, und vielleicht war das Schlimmste schon überstanden, und vielleicht sieht es am nächsten Morgen auch schon ganz anders aus...?!

Es war die schlimmste Nacht in meinem bisherigen Leben. Und die schrecklichste und verzweifelteste dazu. Das Fieber stieg auf über 41 Grad an. Ich schwitzte, so wie ich noch niemals zuvor geschwitzt hatte. Angstschweiß. Angst vorm Arzt und Angst, so weiterleben zu müssen. Ein verzweifelter Überlebenskampf wurde da ausgetragen in meinem kranken Körper. Die ganze Nacht hindurch. Denn auch wenn es die Seele noch nicht wußte: der Körper wollte leben und diese letzte Chance nutzen. Um 0 Uhr und um 2 Uhr kam meine Mutter an mein Bett, um mir neue Sachen anzuziehen. Pitschnaß waren die, die ich am Körper trug. Als sie um 4 Uhr noch einmal kam, um mein nasses Oberbett auszutauschen, hatte ich noch keine Minute dieser Nacht geschlafen – zu groß war die Angst, nicht wieder aufzuwachen. Ich war wie im Delirium. Als Ulla um 6 Uhr in der Frühe erneut an mein Bett kam, um mir eine neue Matratze zu geben (die andere war durchgeschwitzt und vollkommen klamm), traute ich mich noch immer nicht, die Augen zu schließen. *So oder so ähnlich muß man sich fühlen, wenn man stirbt*, dachte ich mir. Ich hatte zwar Angst in dieser Nacht, und was für welche, aber ich fühlte keinen Schmerz und keine Müdigkeit. Ich war mit mir im reinen.

Als Dr. Rupitsch um kurz nach 9 Uhr an meinem Bett stand, muß ich wohl doch kurz eingenickt sein. Meine Mutter hatte ihn benachrichtigt, und er war umgehend gekommen, um nach mir zu sehen. „Wenn eine weinende Frau anruft und mich völlig aufgelöst bittet, sofort zu kommen, um ihre 21jährige Tochter zu behandeln, dann kann da etwas nicht stimmen. Dann muß es schon sehr, sehr ernst sein." So in etwa äußerte er sich einmal mir gegenüber, als ich ihn knapp ein Jahr nach diesem Morgen fragte, aus welchem Grund er von Anfang an die Lage so ernst eingeschätzt hätte und sofort gekommen war.

Meine erste Frage, nachdem ich wieder zu mir gekommen war, lautete, ob er mir eine Spritze geben würde. Er verneinte dies und hatte dadurch meine ganze Sympathie gewonnen. Indes untersuchte er meinen Körper nach selbst zugefügten Einstichen und klärte ab, ob ich ein Drogenproblem hätte. Wie viele Spritzen und Infusionen ich noch bekommen würde, sagte er mir (wohlweislich?) nicht. Wohl wahr, es ist besser so gewesen.

Es folgte eine Woche mit täglichen Arztterminen:

MO: Blutabnahme, Sonographie, EKG, körperliche Untersuchung
DI: Besprechung der Ergebnisse
MI: Röntgen, Computertomographie
DO: Diagnose

MORBUS HODGKIN...
ICH habe Krebs. Das darf doch wohl nicht wahr sein. Das kann überhaupt gar nicht wahr sein. Ich doch nicht. Ich war doch nie richtig krank. Ich habe fast immer gesund gelebt – nie geraucht. Ich hatte noch nicht einmal einen One-Night-Stand. Ich bin doch erst 21 Jahre alt. Gedankenchaos. Aber ich trage die Diagnose mit Fassung und weine nicht – im Gegensatz zu meiner Mutter. Die hatte es wohl vor mir realisiert und schon einige Bücher gelesen. Ich nicht. Eigentlich hatte ich ja auch nur eine verschleppte Grippe. Eine lang verschleppte, sehr starke Grippe. Aber doch keinen Krebs. Oder doch?!

Hatte ich nicht noch vor einem halben Jahr, als Rahel weinend in der Küche saß, weil ihre Cousine an

Morbus Hodgkin erkrankt war, gedacht: das kriege ich bestimmt auch? Damals war es mir – wenn auch nur für einige wenige Sekunden – sehr bewußt gewesen. Aber jetzt, da es real war, kam es mir ganz unwirklich vor. Dr. Rupitsch schlug mir vor, in der Essener Universitätsklinik eine Chemotherapie zu machen. Das ganze Gespräch darüber zog an mir vorbei. Chemotherapie...! Krebs...! Im Auto, bzw. kurz bevor wir wieder zu Hause waren, begann ich zu verstehen, wie es um mich stand, fügten sich die Mosaiksteine der letzten Monate zu einem Bild zusammen. Aber Dr. Rupitsch hatte Ulla und mich, jede für sich, ganz fest in den Arm genommen und versprochen, daß ich es schaffen würde. Mit ihm zusammen würde ich es schaffen können, er sei jeder Zeit und immer für mich da, um mir zu helfen – egal bei welchen Problemen. Ja, das gab mir Sicherheit und Mut. Dieses erste Arztgespräch legte den Grundstein für die gesamte Therapie und meine Art, mit Ärzten umzugehen. Auf dem Nachhauseweg hielten Ulla und ich noch in einem Bekleidungsgeschäft an, um die notwendigsten Dinge fürs Krankenhaus zu besorgen. Dann kamen wir nach Hause. Mit dieser Diagnose kamen wir nach Hause und mußten sie nun meinen, unseren Liebsten mitteilen. Eine schwere Aufgabe, um die ich Ulla weiß Gott nicht beneidet habe, denn ich war so geschafft, daß ich wieder in mein Bett ging und versuchte, mich zumindest gedanklich darauf vorzubereiten, daß ich in weniger als 24 Stunden in einer Tumorklinik behandelt werden würde. Dann kam Frank. Der Frank, mein Frank. Wortlos schloß er mich in die Arme. Vergessen war die Zeit, in der wir getrennt waren. Waren wir das überhaupt jemals? Vergessen war Martin, wegen dem ich ihn nach mehr als drei Jahren Beziehung, einer so langen Zeit, verlassen hatte. Vergessen war seine derzeitige Freundin Doris, wegen der er mich immer nur heimlich besuchen kam und nur selten bis zum nächsten Morgen bleiben konnte. Vergessen war alles, was jemals zwischen uns stand. Nichts und niemand vermochte uns zu trennen. Noch nicht einmal dieser blöde Krebs. Der erst recht nicht. Dann ging alles sehr schnell. Die Zeit, die soeben schien, als sei sie stehengeblieben, rannte davon. Buchstäblich rann sie mir durch die Finger. Ich hatte ja auch keine Zeit mehr. Ungefähr zwei Wochen wären es noch gewesen, sagte man mir im Nachhinein. Ulla beschloß, daß wir noch am Nachmittag nach Essen aufbrechen und die Nacht in einem der Klinik nahen Hotel verbringen würden. Dann würde der erste Tag hoffentlich nicht so schlimm und strapaziös werden. Nicht zu unterschätzen war das Fieber, das seit nun fast zwei Wochen nicht vorbeigehen wollte und meinen Körper zusätzlich sehr geschwächt hielt. Irgendwo bei 39 Grad hatte es sich mittlerweile eingependelt, war mir durch dauernde Präsenz kaum noch bewußt.

Um meine Situation und die Situation der Familie nach der Diagnosestellung einigermaßen auffangen zu können, schrieb Dr. Rupitsch Ulla umgehend für mehrere Tage krank. Somit hatte sie die Möglichkeit, mich nach Essen zu begleiten und mir permanent zur Seite zu stehen. Rein psychisch wäre sie ohnehin nicht in der Lage gewesen, ihren Beruf als Grundschullehrerin auszuüben. Zuviel Neues, zu viele Gedanken und zu viele Ängste lähmten sie. Einerseits. Andererseits mobilisierte dieser Gefühlszustand zwischen Bangen und Hoffen ihren (mütterlichen!?!) Kampfgeist. Sie war bereit, alles für mich zu tun. Nach dem ersten Chemokurs wollte sie zumindest zwei Stunden am Tag in der Schule arbeiten, aber Dr. Rupitsch lehnte dies strikt ab. „Sie brauchen ihre Energie und ihre Kräfte für ihre kranke Tochter, für den Rest der Familie und für sich. Sie können jetzt gar nicht arbeiten gehen. Selbst wenn sie wollen, sie werden schnell merken, daß sie zur Zeit nicht arbeiten können!!!" Er schlug ihr vor, sich vorerst beurlauben zu lassen. Gesagt, getan. Ulla sprach ausführlichst mit ihrer Chefin – die wiederum reagierte sehr verständnisvoll auf ihr Anliegen. Auch ihre Kollegen waren der Meinung, daß sie es schaffen würden, unter diesen Umständen zumindest für sechs Monate ohne sie auszukommen. Welch eine Erleichterung diese Reaktion der Schule auf Ullas und meine Situation war, ist, denke ich, jedem klar. Ulla hatte ihren Kopf frei für mich, und ich konnte mich voll und ganz bei ihr fallen lassen. Ohne Druck, ohne die Angst, daß sie gleich wegmußte, um zu arbeiten. Nur diesem glücklichen Umstand habe ich es zu verdanken, daß Ulla mich zu allen sechs Chemotherapiekursen begleiten konnte.

Auf einmal hieß es Abschied nehmen. Abschied von denen, die mir lieb und teuer waren, und Abschied von meinem bisherigen Leben. Ich rief Ramona an und Sabine. Nicht zu vergessen Julia und Anke. Letztere bat ich inständig darum, nach meinen Pferden zu sehen. „Klar, mach ich, Conny. Kein Problem." Seitdem habe ich nichts mehr von ihr gehört. Frank war die ganze Zeit bei mir und hielt mich schützend in seinen starken Armen. Ich glaube, ich hatte einen riesigen Schock.

Auf dem Weg nach Essen fuhren wir auch noch bei meiner WG vorbei. Ich verabschiedete mich nochmals. Im Autoradio lief *Bleibt alles anders* von Herbert Grönemeyer. Eine Hymne an alle Krebskranken? Ich habe es als sehr motivierend und wichtig empfunden: dieses Lied, das mich seitdem ständig begleitet. Wie wahr, wie wahr. Tränen, Verzweiflung und Angst. Aber ich war nicht mehr so müde. Irgendwie mußte meine Energie wieder aufgewacht sein. Ich wollte leben. Und wie! Ich hatte doch noch soviel vor. Wo zum Teufel war dieser Überlebenswille in den letzten Wochen geblieben? Und woher kam auf einmal diese Kraft? Ich weiß es selbst nicht mehr und habe es auch damals nicht gewußt. Aber sie war nun einmal da. Das half mir und beruhigte mich ungemein.

Im Hotel angekommen, legte ich mich erst einmal aufs Bett, um auszuruhen. Ulla packte indes die notwendigsten Sachen aus, die wir für die Übernachtung brauchten. Es ist schon ein sehr merkwürdiges Gefühl, wenn man zu so gar nichts mehr in der Lage ist.

Abends gingen wir im Hotelrestaurant essen. Diese letzte Mahlzeit vor dem ersten Aufenthalt in der Klinik war wunderschön und todtraurig zugleich. Sie hatte den Flair einer Henkersmahlzeit, denke ich mir so im Nachhinein. Ich aß Spargel (den ersten und letzten in dieser Saison), Kartoffeln (von da an fast jeden Tag) und trank ein Glas Altbier (leider strengstens untersagt für das kommende Jahr). Da ich immer noch hohes Fieber hatte, blieben wir nicht lange dort, sondern gingen recht bald hinauf in unser Zimmer. Das heißt, ich fuhr mit dem Fahrstuhl nach oben, denn Treppen konnte ich schon lang nicht mehr steigen.

Eine innige Liebe und größte Geborgenheit zwischen Ulla und mir, aber auch eine fast irremachende Angst bestimmten die Atmosphäre des Hotelzimmers. *Schizophren.*

Das Fieber war nicht kaputt zu kriegen. Ich aber auch nicht. Und so wurde diese Nacht zu einer der schlaflosesten Nächte, die ich je erleben mußte. Ich hatte Durst – durfte aber nichts mehr trinken, um vollkommen nüchtern zu sein. Tausend Gedanken rasten durch meinen Kopf. Gott sei Dank manifestierte sich nur ein einziger davon: Ich darf nicht aufgeben. Egal, was mir die Ärzte morgen sagen – ich will nicht sterben! (heute, ungefähr 20 Lebensweisheitenbücher später, weiß ich, daß solche Ziele angeblich besser zu erreichen sind, wenn man sie nicht so negativ besetzt, sondern positiv formuliert. Ohne Wenn und Aber, ohne jeden Zweifel. Ich werde es schaffen. Ich will weiterleben.)

Spät in der Nacht schlief ich dann doch ein, um Kraft tanken zu können für den nächsten Tag. Und ich würde sie brauchen. Nötiger denn je würde ich das, was Kraft genannt wird, brauchen.

Am Morgen des 24.4.1998 wachte ich auf und stellte fest: es ist kein Alptraum. Ich befand mich in einem Essener Hotel, ca. 30 Minuten von der Uniklinik entfernt. Und ich hatte Krebs. Immer noch. Die Fahrt mit dem Taxi zur Klinik war einmalig schnell – unaufhaltsam und gleichzeitig so lang, wie die Unendlichkeit wohl scheint. Diesen Eindruck sollte ich noch oft haben in der nächsten Zeit. Nahes so fern und Fernes so nah. Die Aufhebung aller Grenzen. Und dann begann er. Der erste Tag meines neuen Lebens. So schrecklich, so wichtig, so schrecklich wichtig. An der Seite meiner Mutter betrat ich das riesige, häßliche Klinikgebäude. Konnte mir nicht vorstellen, hier zu gesunden. Überall Kranke. Aber ich gehörte nicht dazu. Ich hatte nämlich im Gegensatz zu all den Kranken noch meine Haare. Als ich dann auch keine Haare mehr besaß, war es mein Lachen und mein Gefühl der Sicherheit, gesund zu werden, was mich ausgrenzte.

Doch noch hatte ich meine Haare. Lange blonde bis zur Brust reichende Haare. Welche Brust? Die, die dort einmal gewesen war, hatte sich aufgelöst in winzig kleine Erhebungen zwischen Bauchnabel und Kinn. Im Krankenhausflur warteten außer Ulla und mir noch eine kleine Person und ein dazugehöriger Mann auf die Ärzte. Onkologen – na, wenn das mal nicht ansteckend ist. Mit Maren (so hieß sie) sollte ich mir ein Zimmer teilen. Nr. 501! Ich werde diese Zimmernummer nie vergessen. Nr. 501, das Luxuszimmer mit eigenem Bad. Toilette auf dem Flur, Dusche ebenso. Aber mit großen Fenstern, durch die ich den blauen Himmel sehen konnte und die Sonne.

Nachts den Mond und die Sterne sowie ab und an einen Vogel, der vorbeifliegt – so frei... Und Unmengen an Flugzeugen. Gefüllt mit Menschen, die in Richtung Urlaub unterwegs waren. Urlaub, die schönsten Wochen des Jahres... Zwischendrin landete der Rettungshubschrauber auf dem dafür vorgesehenen Platz und... holte mich in die Realität zurück. Ich bin nicht im Urlaub und genieße nicht den Blick aus einem Hotelzimmer. Ich liege hier in der Universitätsklinik in Essen. Station I3, Abteilung Tumorforschung. Zimmer 501. Und ich habe Krebs.

Jetzt kommen erst mal jede Menge Ärzte und befragen mich über meinen Gesundheitszustand.

Immer und immer wieder an diesem Tag.

Ulla steht mir zur Seite und beantwortet geduldig alle anfallenden Fragen.

Ich schaue indes desinteressiert aus dem Fenster. Ich will auch in den Urlaub fliegen.

Griechenland wäre schön. Zusammen mit Familie Schäfers: Gerd und Heidi mit Babsi und Marc. So wie früher. 8 oder 9 Jahre ist es jetzt her, daß wir einen gemeinsamen Familienurlaub gemacht haben. Griechenland oder Spanien. Egal. Hauptsache raus hier.

Dann beginnt ein Untersuchungsmarathon: Fieber messen, Größe messen, Wiegen, Blutabnahme. Mir wird schlecht. Ich habe Angst vor Spritzen. Muß mich hinlegen, habe Angst, ohnmächtig zu werden. Ich konnte noch nie gut Blut sehen. Zumindest nicht mein eigenes. Bei anderen war das nie ein Problem für mich. Alles, was bei und mit anderen war, ist nie ein Problem für mich gewesen. Nur meinen Problemen, denen war ich wohl nie gewachsen.

Dann geht es weiter zur Röntgenabteilung und zum Ultraschall. Sonographie. Es dauert fast 40 Minuten, bis ich wieder draußen bin. Wieder eine kleine Ewigkeit. Und immer diese Angst im Nacken, daß sie noch etwas von den verfluchten Krebsgeschwüren finden. Tumore nennt man die auch. Klingt irgendwie harmloser und ästhetischer, ist aber im Zweifelsfall genauso gefährlich. Plötzlich betreten drei weitere Ärzte den Raum und betrachten interessiert meinen Bauchraum, der bis ins kleinste Detail auf dem Monitor zu sehen ist. Immer und immer wieder fahren sie mir mit dem Schallkopf über die Haut. Mit mir spricht niemand. Ich bekomme Angst. Will ich überhaupt diese Chemotherapie? Will ich unter diesen Umständen überhaupt noch leben? Wäre es nicht viel einfacher, nichts zu tun und bloß abzuwarten, um in aller Ruhe zu sterben? Es würde nicht länger als ca. zwei Wochen dauern bis... Wenn überhaupt so lange.

Ich weiß, für jemanden, der nicht in dieser Situation ist, für jemanden, der gesund ist und ganz objektiv beurteilen kann, wie die Chancen stehen und welche Möglichkeiten es gibt, die zu nutzen es wert sind, für so jemanden ist das alles keine Frage.

Aber für den, der neben sich steht und die Todesnähe spürt, für den ist der Schritt in die Ewigkeit um so vieles einfacher als der lange, beschwerliche Weg zurück ins Leben.

Die drei Ärzte betrachteten im übrigen nur meine extrem gut zu sehende Bauchspeicheldrüse und meine kleine Nebenmilz. „Der Bauchraum ist frei!“ lautete ihr kurzer Zwischenbericht an mich. „Wenn sie können, dann gehen sie jetzt zum EKG. Wenn nicht, dann bekommen sie einen Rollstuhl. Alles Gute und viel Glück.“

Ich hatte also die Wahl: zu Fuß gehen oder mit dem Rollstuhl fahren. Leben oder sterben. Ich entschied mich, den Weg zu Fuß zurückzulegen, und auch das Leben war noch einen erneuten Versuch wert. Das war mir während der Ultraschalluntersuchung schlagartig klar geworden. Inmitten der Untersuchung hatte ich mein Herz schlagen hören und gesehen, wie es sich bewegt und kämpft. Für mich, seit Wochen – ein Leben lang. Mein Entschluß stand fest. Ich ließ noch diverse andere Untersuchungen über mich ergehen und landete anschließend mit einer Psychologin und meiner Mutter an meiner Seite im Operativen Zentrum der Klinik. Ein Ort, an dem Operationen durchgeführt und Vorlesungen gehalten werden. Ich sah auf dem Weg in den OP so manche Studenten und dachte mir meinen Teil dazu. Eins war klar. Mein Studium konnte ich vorerst an den Nagel hängen.

Egal. Alles war auf einmal egal. Wann und ob ich mein Studium beenden würde, ob ich verreisen könnte, shoppen gehen, Kino... Egal. Der Moment zählt. Und in diesem Moment hatte man mir gesagt, daß sie mir einen Lymphknoten aus dem Hals entfernen müßten, um den Krebs genauer bestimmen zu können.

Und schlagartig war die Angst, doch nicht den Weg zurück ins Leben zu schaffen, um so vieles größer als die Kraft, die ich dafür zur Verfügung hatte. Theoretisch leben zu wollen ist das eine. Eine Chemotherapie machen zu müssen, um weiterleben zu können, ist das andere.

Die bevorstehende OP schien mir wie ein unüberwindbarer Berg, der sich mir in vollster Größe präsentierte. Berge, Täler. Wer hoch hinaus will, der muß erst mal hoch hinauf. Manche Leute müssen keine Berge bezwingen, um glücklich zu sein. Genau diese Leute kennen auch keine Tiefen. Mein Leben bestand aber immer schon aus extremen Höhen und extremen Tiefen. Bergen und Tälern. Und... es hat sich bisher immer gelohnt, die Berge zu erklimmen und die Grenzen neu zu stecken. Nur diesmal fehlte mir der Weitblick. Ich konnte nicht mehr. Ich wollte diese Operation nicht. Doch ehe ich mich versehen konnte, hatte ich die Einwilligung doch unterschrieben und auch, daß man mich über sämtliche Komplikationen aufgeklärt hatte. „Jede OP birgt immer ein tödliches Risiko. Ein kleines, dafür aber tödliches. Ich muß ihnen das vorher sagen; unterschreiben sie bitte hier. Datum, Ort, Uhrzeit. Fertig."

Eine örtliche Betäubung sollte ich bekommen. „Für eine Vollnarkose haben sie keine Zeit. In ihrem Zustand..." Zeit! Was zum Teufel noch mal ist Zeit?

Mir zumindest blieb keine Zeit, um mich auf diesen Vorgang vorzubereiten. Die Diagnose am Vortag, die Untersuchungen heute, jetzt die OP. Schlimmer konnte es gar nicht werden.

Ich kam in eine Umkleide und sollte mich „obenrum freimachen". Dann ging ich in den dafür vorgesehenen Raum. Ich wartete. Ulla saß wie ein Wachhund vor der verschlossenen Tür, die uns trennte. Pit kam auf mich zu und reichte mir die Hand. „Hi, ich bin Pit. Medizinstudent. Möchte mir heute mal eine Biopsie ansehen." Er sah mich an. Unter anderen Umständen hätte ich bestimmt liebend gern mit ihm ein Bier getrunken. Stattdessen sagte ich: „Hi, ich bin Conny. Und ich weiß erst seit gestern, daß ich Krebs habe." *Und ich habe eine Riesen-Angst vor Spritzen und vor Ärzten.* Aber das sprach ich nicht laut aus. Er lächelte und ich sah in ihm eine Art Verbündeten. Überhaupt war das ganze OP-Team sehr nett. Wie fast alle Schwestern, Pfleger und Ärzte, die mir im Laufe der Zeit begegnet sind. So schrecklich und furchteinflößend die ganzen Geräte und Untersuchungsmethoden auch sind, sie sind nur halb so beängstigend, wenn sie von freundlichen, kompetenten Menschen bedient werden – ganz gleich welcher Gehaltsstufe. Die Operation war trotzdem der reinste Horror, aber gleichzeitig sehr komisch. Ich merkte zum ersten Mal, wie man in einer kritischen Situation über sich hinauswachsen kann. Muß. Je mehr Leute in den kleinen OP-Saal kamen und um so geschäftiger sie umhereilten, desto größer wurde meine Angst, um so winziger wurde ich. Bis ich zu dem Schluß kam, entweder auf der Stelle ohnmächtig vor Angst zu werden oder die Sache selbst in die Hand zu nehmen.

Ich entschied mich für letzteres. Dann verkündete ich laut und deutlich, daß ich eine Riesen-Angst vor der OP hätte und daß ich am liebsten heulend zu meiner Mutter laufen würde, die draußen vor der Tür auf mich wartete. Auf einmal war eine gänzlich andere Atmosphäre in dem Raum, in dem ich mich befand. Ich war nicht mehr die Patientin Römer mit dem Morbus Hodgkin, sondern ein junger Mensch. Eine junge Frau mit Riesen-Angst und einer schlimmen Diagnose. Alle Anwesenden kümmerten sich rührend um mich. So rührend, daß die Herztöne, die ich über eine Maschine hören konnte, langsam gleichmäßig und ruhig wurden. Nur die Narkosespritze, deren Nadel der Chefarzt an den Hals setzen wollte, verursachte noch einige heftige Turbulenzen. Auch in diesem Fall setzte ich wieder auf die Konfrontationstaktik und eröffnete ihm, daß ich vom OP-Tisch springen würde, wenn er mir die Nadel in den Hals sticht, um mich zu narkotisieren. Ich sähe zwar nicht danach aus, erwiderte der sichtlich erstaunte Arzt, er würde mir aber glauben, schließlich würde Panik unerwartete Kräfte freisetzen. Was er denn nun meiner Meinung nach tun könnte, um mich zu beruhigen und trotzdem zu betäuben. Sicherlich wäre die Spritze zwar unangenehm, eine Operation ohne Narkose jedoch um ein Vielfaches schmerzhafter. Das leuchtete mir ein. Ich schlug ihm vor, daß er mich ja mit den drei dafür vorgesehenen Bändern am Tisch festbinden könnte, damit ich auch wirklich nicht springe. Denn mit der Spritze im Hals vom Tisch zu springen, das stellte ich mir weder für mich noch für ihn besonders amüsant vor. Dies schien wiederum ihm einzuleuchten, und er versprach mir, ganz vorsichtig zu sein. Eine Schwester band mich fest, Pit hielt meinen Kopf fest und die Schwester, die meine Herztöne überwachte, hielt mir die Hand. Und dann... dann war alles halb so wild. Die Spritze saß, und der Arzt hielt das Skalpell in der Hand – bereit zum Angriff. Aber da hatte er die Rechnung ohne mich und meine Angst und natürlich auch nicht mit meiner Konfrontationstaktik gemacht. Alle guten Dinge sind drei, dachte ich mir und sprach erneut mit Doctore. Ich verbot ihm, innerhalb der nächsten zwei Minuten auch nur einen Schnitt zu tun. Schließlich müsse man doch eine gewisse Wartezeit einhalten, bis die Narkose ihre Wirkung tut. Ihm diese wichtige Mitteilung zu machen, daran hinderte mich auch nicht das grüne Tuch, das an einem sogenannten „Galgen" (!) zwischen uns hing. Der Arzt wiederum versuchte fast zwei Minuten lang, mir klarzumachen, daß man bei den neuen Narkosemitteln diese Zeit nicht mehr abwarten müsse, willigte aber dennoch ein, innezuhalten. Der Psyche wegen. Ein außerordentlich fairer Schachzug von ihm, wie ich finde.

Die für nur 10 bis 15 Minuten angesetzte Operation zog sich auf ca. 45 Minuten hin. Zum einen, weil der Knoten nicht so leicht zu entfernen war, wie gedacht, zum anderen, weil der Operateur immer wieder Diskussionspausen einlegen mußte. So legte ich fast panischen Widerspruch ein, als er mir mitteilte, daß er einige cm tiefer schneiden würde als geplant. Ich machte ihm, so energisch wie ich nur konnte, klar, daß er unbedingt darauf achtgeben müsse, daß er mir nicht aus Versehen die Luft- oder Speiseröhre durch- oder anschneidet. Er hingegen versicherte mir jahrelange Erfahrung und hervorragende anatomische Kenntnisse. Ich solle mir wirklich keine Sorgen machen. Ca.

10 Minuten später verlangte ich nach einer zweiten Betäubungsspritze, die, da die erste Spritze noch ihre Wirkung tat, nicht schmerzhaft sein würde. Ungläubig wurde mir die Frage gestellt, ob die erste Spritze denn keine Wirkung mehr zeigen würde. Der Arzt fragte außerdem, ob ich schon einen hellen, stechenden Schmerz fühlen könnte. Ich verneinte die Frage, fügte jedoch hinzu, daß eine erneute Spritze wichtig für meine Psyche sei und sich der Hals so anfühle, als ob ich gleich den Schmerz spüren würde. Nach 5 weiteren Minuten und schallendem Gelächter des gesamten OP-Teams bekam ich meine zweite Spritze.

Auszug aus dem Verlauf der weiteren OP:

„Frau Römer, hier ist etwas in ihrem Hals. Ich weiß auch nicht, was das sein könnte. Auf keinen Fall ist es ein Lymphknoten."

„Herr Doktor, dann schneiden sie es bitte großzügig raus. Dann kann es auch keinen Schaden anrichten."

„Aber Frau Römer, ich kann sie doch nicht einfach so ausschlachten. Sie sind doch kein Ersatzteillager."

„Nein. Das bin ich wirklich nicht. Aber was weg ist, ist weg."

„O.K. Wie sie wollen. Sie sind schließlich privat versichert."

„Danke, Herr Doktor. Nehmen sie es für die Forschung."

Die gesamte Operation war schaurig, schrecklich und urkomisch zugleich. Aber in erster Linie war sie natürlich notwendig und lebenswichtig. Als die Wunde vernäht wurde, erzählte ich dem Team ausführlich von der Zeit, in der ich beim Tierarzt gearbeitet hatte. Daß ich damals mit Blutsehen keine Schwierigkeiten hatte bzw. wie man Brucheber kastriert und vernäht. Gewisse Ähnlichkeiten waren nicht von der Hand zu weisen. Zwischendurch fiel mir immer wieder das grüne Tuch ins Gesicht und die Schwester spielte mit mir Verstecken und Kuckuck. Aber das Wichtigste war natürlich, daß die Operation gelungen war und der Befund nicht schlimmer ausfiel als erwartet. Übrigens: die Narbe am Hals wird oftmals für einen Knutschfleck gehalten und ist inzwischen wunderschön verheilt.

Stolz wie Oscar verließ ich den OP-Raum. Diesmal allerdings im Rollstuhl. Der gesamte Vorgang hatte mich doch viel Kraft und Energie gekostet. Außerdem hatte ich ja immer noch Fieber. Ein irrer Tag. Seit 20 Stunden nichts gegessen und nichts getrunken. Aber da ich in den letzten Wochen sowieso nicht viel gegessen hatte, war es nicht ganz so schlimm. Zurück auf der Station durfte ich dann endlich trinken. So zwischen 16 und 17 Uhr kam dann auch der eine oder andere Arzt zum Blutabnehmen und um noch einige Fragen zu stellen. Oder um meine Brust nach diversen Tumoren abzutasten. Das geschah ca. drei- oder viermal an dem ersten Tag, so daß bis zum Abend all meine Enthüllungs- und Schamgrenzen abgebaut waren. Ich hatte mich schon fast daran gewöhnt, *nur* Patientin zu sein. Ein vollkommen asexuelles Wesen ohne Persönlichkeit. Das immer und zu jeder Zeit untersucht werden kann.

Gegen Abend wurde noch eine Hüftknochen- und Knochenmarkspunktion durchgeführt. Widerspruch war zwecklos, um Aufschub zu bitten (nach diesem anstrengenden Tag) ebenso. Ich fühlte mich wie ein Schaf, das zur Schlachtbank geführt wurde, als ich mich auf den Weg in die „Kammer“ machte. Mit Tränen in den Augen und einem Kloß im Hals. Und natürlich mit Ulla im Schlepptau – wie sollte es anders sein. Was ist, wenn sie doch noch etwas finden? Was ist, wenn sie mir nicht mehr helfen können? Nicht auszudenken.

Die genauen Details dieser Punktionen zu schildern, möchte ich mir und all denen, die das hier lesen, ersparen.

Wieder im Zimmer, um drei Pflaster reicher, war ich froh, diesen anstrengenden Tag nun endlich hinter mich gebracht zu haben. Der Arzt, der die Punktionen bei mir durchgeführt hatte, besuchte mich noch einmal, bevor er nach Hause fuhr, und lobte mich ausgiebigst für all das, was ich an diesem ersten Tag im neuen Leben durchgestanden hatte: „Für so viele komplizierte Untersuchungen brauchen sie in einem normalen Krankenhaus ungefähr ein bis zwei Wochen. Sie haben das alles heute hinter sich gebracht. Sie haben viel geschafft heute. Gute Nacht, bis morgen dann.“

Ein sehr netter Arzt war das. In Pulli und Jeans mit dem Fahrradhelm in der Hand sah er auch nicht mehr so furchterregend aus. Fast menschlich.

Ulla und ich tätigten noch einige Anrufe und gaben denen, die uns wichtig waren, einen kurzen Zwischenstand meines Befindens. Ich war so erleichtert, nun endlich keinen Arzt mehr sehen zu müssen (zumindest für die nächsten 12 Stunden), daß ich sogar richtig lachen konnte. Wann hatte ich zum letzten Mal so gelacht? Ich fühlte mich total high. Der Cocktail aus „Scheiß-egal-Spritzen", Narkose- und Schmerzmitteln, die Angst und Verzweiflung taten ihre Wirkung. Gekrönt wurde diese Mischung noch von einer großen Portion Adrenalin und Hoffnung. Heraus kam ein übergroßer Überlebenswille und ein einziges Ziel: ich will und ich werde es schaffen! Dieser Wunsch und Wille hatte sich seit der Diagnosestellung immer wieder herauskristallisiert. Natürlich war er besetzt mit der Angst und dem Zweifel, es doch nicht zu schaffen, schwach zu werden und zu verzweifeln.

Aber die Angst gehört zum Mut wie die Traurigkeit zur Freude. Auch Liebe und Haß sind nahe beieinanderliegende Gefühle, die ihre eigene Zeit und ihren eigenen Raum brauchen.

Es folgte eine viel zu kurze und unruhige Nacht, die mit einem viel zu frühen Wecken am Morgen endete.

Kaum aufgewacht, wurde ich aus dem Bett geholt, hingestellt, Fieber gemessen. Dann, begleitet und gestützt vom Pfleger und einer Schwester, zum Wiegen, Blutdruck und Puls messen. Mir schwante Böses. Würde der heutige Tag so werden wie der gestrige? Wie viele Untersuchungen können überhaupt an einem einzigen Menschen durchgeführt werden?

Aber meine Sorge war unbegründet. Außer, daß mir ungefähr zwanzig Tabletten verabreicht wurden und mir eine Braunüle an die Innenseite meines Handgelenks gelegt wurde, passierte an diesem Tag nicht besonders viel. Ich durfte ausruhen. Das hatte ich auch bitter, bitter nötig. Ulla war da und paßte auf mich auf. Ich unterhielt mich viel mit Maren. Sie war nur vier Jahre älter als ich und gab mir wichtige Tips. Sie erzählte mir, wie es ist, wenn man seine Haare verliert, wie man eine Perücke pflegt und welchen Stoff die Mützen haben sollten, die man nachts gegen die Kälte überzieht. Auch über Mundspülungen, die ich verwenden sollte, wenn ich mir die Zähne nicht mehr putzen könnte, weil das Zahnfleisch infolge der Chemo zu sehr blutet, beriet sie mich ausgiebigst.

Als es dann so weit war, mußte ich mich auf Grund des Geschmacks der Mundspülung übergeben. Zum Glück hatte Maren mir gesagt, daß ich stattdessen auch kalten Salbeitee verwenden könnte.

Sie bereitete mich auch auf mögliche und wahrscheinliche Nebenwirkungen der Therapie vor, die allerdings erst in den Therapiepausen eintreten würden. Ich glaube, wenn sie mir nicht schon im Vorfeld angedeutet hätte, was da auf mich zukommen kann – ich wäre so manches Mal noch verzweifelter gewesen, als ich es ohnehin schon war.

Zu Hause sein... Das war so weit weg für mich in diesem Moment. So irreal, fast eine Utopie. Aber irgendwann würde es soweit sein. Irgendwann kann ich hier raus und irgendwann bin ich auch wieder gesund. Aber vorerst blieb ich hier und lernte mit Marens Hilfe, was es mit den verschiedenen Blutwerten auf sich hat. Noch nie hatte ich etwas von

Leukozyten, Thrombozyten, Erys und Hämoglobin gehört. Auch jetzt, sieben Monate nach Abschluß der Therapie, sind mir die Leukos und Thrombos und wie sie alle heißen treue und konstante Begleiter geblieben, die ich im Abstand von zwei Wochen regelmäßig überprüfen lasse. So, wie manche Menschen auf die Wetterkarte schauen, um ihr Wochenende zu gestalten, werfe ich einen Blick auf meine Blutwerte und entscheide dann darüber, was ich mir zumuten kann und was nicht. Aber egal. Hauptsache ich lebe und liebe und genieße mein Leben auf eine einzigartige Art und Weise.

Bezüglich meiner Ernährung hatten mir die Essener Ärzte einen Freibrief ausgestellt. „Essen sie was und soviel sie können", lautete ihre Empfehlung an mich. „Hauptsache sie nehmen Kalorien zu sich."

Ich aß zwar nicht viel, aber immerhin mehr als in der Zeit davor. Nein, niemals wollte ich so dürr werden wie meine Bettnachbarin, die zu diesem Zeitpunkt nur 43 Kilo wog. Später waren es dann nur noch 34 Kilo. Mir wurde angst und bange, wenn ich sie so daliegen sah.

Mein Verhältnis zum gesamten Klinikpersonal war sehr gut. Alle waren so freundlich. Sie hatten für alle Sorgen und Nöte immer ein offenes Ohr – wie auch für meine und Ullas Fragen. Die Antibiotika- und Cortisontherapie schlug sehr gut an, so daß ich nach wenigen Tagen fieberfrei war. Ein tolles Gefühl, das kann ich jedem sagen. Schlafen konnte ich auch immer besser, und so steigerte sich meine Lebensqualität binnen einiger Tage um ein Vielfaches. Möglicherweise lag es daran, daß die Narbe am Hals und die drei punktierten Stellen nicht mehr so schmerzten und ich mich an meine Braunüle so einigermaßen gewöhnt hatte. Es kann auch an den Schlaftabletten gelegen haben, daß ich mich tagsüber so ausgeruht gefühlt habe wie schon lange nicht mehr. Es war mir im Endeffekt aber auch egal, wessen Werk es war. Hauptsache es ging mir besser. Ich war häufig wach tagsüber. Sehr viel wacher als in den Monaten zuvor. Ich konnte sogar bald wieder ein wenig laufen, so daß Ulla und ich allabendlich unsere Übungsrunde über den Krankenhausflur drehten. Ulla mit einem Glas Wein in der Hand und ich mit einem Glas alkoholfreier Altbierbowle mit Erdbeeren. Wir waren schon ein merkwürdiges Pärchen, wir zwei. Nein, ich kann wirklich nicht behaupten, daß alles, was mit der Chemotherapie zu tun hatte, schrecklich und schmerzhaft war. Einiges ja. Natürlich. Aber vieles hatte ich mir viel, viel schlimmer vorgestellt. Wäre nur meine Angst vor Spritzen nicht so groß gewesen... ich glaube, ich hätte so manches viel besser wegstecken und ertragen können. Es gab und gibt auch noch heute viele schöne und positive Erinnerungen an diese Zeit. Und genau diese Highlights sind es gewesen, die mir und denen, die mich vom Anfang bis zum Ende durch diese Krankheit begleitet und unterstützt haben, Mut gemacht haben zum Weiterkämpfen... Genau diese Highlights gaben uns allen diese geballte Kraft. Es war nicht alles schlimm!

Die neue Woche begann. Und abgesehen von dem

morgendlichen „Aus-dem-Bett-gezerre" änderte sich am Tagesablauf nicht viel. Blut abnehmen, Wiegen, Fragen beantworten. Zwischendurch zum Gynäkologen, zum Schädelröntgen und zur Nasenendoskopie. Eine schmerzhafte Angelegenheit. Das Knochenszintigramm mit der radioakiven Spritze bereitete mir ebenfalls noch einige angst- und panikerfüllte Momente. „Nähern sie sich in den nächsten Stunden bitte nicht kleinen Kindern und möglichst auch nicht so vielen anderen Leuten." Das wurde mir mit auf den Weg gegeben, nachdem mir diese radioaktive Spritze injiziert wurde. Und ich? Was war mit mir? War ich jetzt verseucht? Ich hatte noch nicht einmal gefrühstückt, und jetzt war ich in der Abteilung der Nuklearmedizin auf dem besten Wege, atomarer Sondermüll zu werden. Mit Krebs. Ich hatte Angst. Mal wieder. Die Schwestern auf der Station beruhigten mich: alles halb so wild. Die Untersuchung selbst war nicht wild. Ähnlich wie eine Computer-Tomographie, und die kannte ich bereits. Nach dem Arztgespräch („Alles ohne Befund!") wurde ich keck und mutig. Ich bat den erstaunten Arzt um eine Kopie des Szintigramms. „Das ist eigentlich nicht üblich und auch nicht billig. Aber bei ihnen werde ich eine Ausnahme machen. Sie bekommen ihre Kopie in den nächsten Tagen mit der Hauspost!" Daß ich mir daraus eine Lampe oder ein anderes beleuchtetes Kunstwerk basteln wollte, sagte ich ihm vorsichtshalber nicht. Auch Ulla war ein wenig erstaunt über diese Idee, die ich mir in den Kopf gesetzt hatte.

Insgesamt waren alle Untersuchungen fast ohne

nennenswerte Befunde. Die Ärzte waren sich bei der endgültigen Diagnosestellung sicher: Ich hatte einen Morbus Hodgkin im Stadium 2B. Nicht 4B, wie erst angenommen, sondern „nur“ 2B. Lymphdrüsenkrebs also. Eine Unterart der Leukämischen Erkrankung (wenn ich es richtig verstanden habe). Zwar signalisiert der Buchstabe B, daß einige Risikofaktoren eine Rolle spielen (A wäre besser gewesen, aber man gibt sich mit der Zeit auch mit weniger zufrieden) – dennoch gibt es mittlerweile gute Behandlungsmöglichkeiten und echte Heilungschancen. Ich hätte die ganze Welt umarmen können, und auch Ulla hatte Freudentränen in den Augen. Es war die Krebsart, die wir erhofft hatten. Es gab gute Therapien und Chancen zur Heilung. „Sie haben die Krebsart, die man sich aussuchen sollte, wenn man denn muß, die mit den besten Möglichkeiten! Wir können nichts versprechen, aber sie haben wirklich gute Aussichten. Wir können ihnen berechtigte Hoffnungen machen, wenn sie die Therapie vertragen und durchstehen.“

Diese Aussage war besser als mein Abiturzeugnis, schöner als mein Geburtstag und toller als Weihnachten und Silvester zusammen. Mir war fast so, als hätte ich das Christkind mit eigenen Augen gesehen. Ich hatte eine reelle Chance weiterzuleben, wieder leben zu können.

1. Ich habe Krebs – besser als Aids!

2. Ich bin jung – besser, als alt und verbraucht, habe somit viel Zeit, um aus meinen Erfahrungen, die ich durch meine Krankheit gesammelt habe und weiter sammeln werde, zu lernen und sie im Leben anzuwenden!

Diese Thesen bekam jeder um die Ohren geschleudert, wenn er mitleidsvoll zu mir sagte:

Sie haben Krebs, wie schrecklich. Sie sind doch noch sooo jung!

Ganz genau, gut erkannt. Besser jetzt als später, wenn vielleicht eine ganze Familie mit Kindern auf dem Spiel steht. Besser war auch, daß ich den Krebs hatte und nicht eine meiner Schwestern oder Ulla bzw. Wölfi, mein Stiefvater. Wie gut, daß wir Wölfi überhaupt hatten. Durch sein ruhiges Wesen hat er uns viel Kraft gegeben. Überhaupt ist Wölfi das Beste, was Ulla und mir nach Bernds Tod passieren konnte. Nicht auszudenken, wenn er erkrankt wäre! Nun mag jeder Gesunde mit dem Kopf schütteln und denken, daß ich einen Knall hatte. Hatte ich aber nicht. Genau diese Gedanken bestimmten meinen Chemoalltag. Ich habe sie oftmals offen kundgetan. Meine Überlebensstrategie war und ist: Negatives positiv zu besetzen. Nicht ohne Trauer, nicht ohne Wut, nie ohne Angst. Mit viel Kampfgeist und Mut, aber auch mit viel Verzweiflung! Und es hat funktioniert. Ich bin gesund. Ich habe zwar die fünf Jahre Überlebensgrenze noch nicht geschafft, aber nun schon ein halbes Jahr. Und ich bin stolz darauf!

„Auch der längste Weg beginnt mit dem ersten Schritt.“ (Laotse)

Und diesen ersten Schritt habe ich getan!

Krebs zu haben, bedeutete für mich, eine plötzliche und radikale Änderung in meinem Tagesablauf – Lebensablauf – vornehmen zu müssen. Das heißt genauer: ich nahm mir diese Änderung nicht vor, sondern ich vollzog sie tatsächlich. Zug - Zwang.

Die Grenzen wurden neu gesteckt. Nicht nur bei mir. Auch bei denen, die um mich besorgt waren.

Eine totale Umstellung für mich war es, von heute auf morgen, von jetzt auf gleich keine Tiere mehr anfassen zu dürfen. Unsere Pferde, die beiden Katzen und Ronja, unser treuer Hund, waren TABU. Diese lieben Tiere (seit Jahren meine Begleiter) durften auf Grund der möglichen Bakterienübertragung nicht mehr von mir gestreichelt werden. Aber Tiere können spüren, wenn Menschen Krisen haben oder krank sind. Und Ronja lag immerzu vor dem Sofa, auf dem ich die meisten Stunden des Tages verbrachte. Wachsam.

Zu den für mich gefährlichen Bakterienüberträgern gehörten neben den Tieren unter anderem auch kleine Kinder. Das Verhältnis zu meiner kleinen Schwester Leonie (7 Jahre) war deshalb nicht ganz ungetrübt. Ich achtete peinlich genau darauf, daß sie mir nicht zu nahe kam. Küssen, kuscheln, umarmen – alles nur unter Vorbehalt. Es war nicht einfach für sie zu verstehen, warum ich sie immer wieder abweisen mußte, wenn sie meine Nähe suchte. Nur, wenn meine Leukos es zuließen, kamen wir uns so nahe wie früher. Sie fühlte sich hilflos, durfte mich ja nicht trösten, wenn ich weinte. Das hat sie mir gesagt. Später. Jetzt.

Ich erinnere mich im Nachhinein noch genau an

ein ganz spezielles Erlebnis mit Leonie. Es war einer der Tage gewesen, an dem es mir nicht besonders gut ging und mein Denken mit tausend Zweifeln besetzt war. Ich hatte viel geweint, und Leonie hatte genau das – meine Angst und mein Weinen – mit angesehen. Sie durfte aber nicht zu mir, um mich zu trösten, denn meine Leukos waren niedrig, und ich durfte unter keinen Umständen einen Infekt bekommen.

Sie stand in der Tür und weinte. Ulla und Eva hielten mich im Arm und weinten mit mir. Um mich. Leonie hätte mich so gerne getröstet. Wäre so gerne selbst getröstet worden.

Aber sie durfte nun einmal nicht in meine Nähe kommen.

Abends lag sie im Bett und weinte bitterlich. Ulla wollte sie den Grund ihrer Traurigkeit nicht nennen. Nur mit mir wollte sie reden. Ich bat sie, zu mir ins Wohnzimmer zu kommen, damit wir über das, was sie bedrückte, reden konnten. Sie kam zu mir, und ich schloß sie spontan in die Arme. An meine Leukos dachte ich in diesem Moment nicht mehr, sondern nur noch an dieses kleine, in Tränen aufgelöste Wesen, das in einem viel zu großen Nachthemd vor mir stand und mit mir reden wollte. Ich fragte sie, was ihr denn soviel Kummer bereiten würde. Sie traute sich nicht so recht, mit der Sprache herauszurücken. Aber nach erneutem Nachfragen meinerseits brach es endlich aus ihr heraus: „Ich habe solche Angst, daß du stirbst, und ich bin so traurig, daß ich dich nicht trösten und in den Arm nehmen darf – wie Eva. Ich will auch so groß sein wie Eva und keine Bakterien mehr übertragen.

Ich will nicht, daß du stirbst!“

Oh je, mittlerweile hatte ich selbst einen dicken Kloß im Hals und hätte auch am liebsten sofort losgeheult. Ich hatte doch genau so eine große Angst davor, sterben zu müssen. Viele Gedanken schossen mir durch den Kopf, als ich meine kleine, weinende Schwester in den Armen hielt: *Ich darf nicht sterben! Ich darf nicht sterben! Ich werde nicht sterben!*

Beruhigend sprach ich auf sie ein und schwor ihr, wieder gesund zu werden. „Hast du denn zu Weihnachten auch endlich wieder Haare?“ fragte sie mich. Auch das versprach ich ihr. Zu Weihnachten würde ich wieder Haare auf dem Kopf haben. Denn versprochen ist versprochen und wird nicht gebrochen! Leonie beruhigte sich angesichts meiner Versprechungen und meines Schwurs zusehends, und ich brachte sie dann endlich ins Bett. Sie schlief sofort ein. Erschöpft, aber zuversichtlich, lag sie in ihrem Bettchen und schlief. Schon merkwürdig, wie schnell sie sich durch eine Umarmung und einen Schwur hatte beruhigen lassen. Bei mir hingegen war das nicht ganz so einfach. Wenn überhaupt, dann konnte nur Dr. Rupitsch in einer solchen Situation zuversichtlich auf mich einwirken.

Ein wenig Angst bekam ich so dann und wann, wenn mir Menschen aus meiner Umgebung sagten, sie hätten Kerzen für mich angesteckt. In den Kirchen, im Dom. Kerzen anzünden, das habe ich immer für meinen toten Vater gemacht. Wenn ich an ihn dachte und ihn vermißte. Immer dann, wenn ich mich ganz verlassen und verloren fühlte auf dieser Welt – ohne ihn.

Nun gab es Leute – Freunde –, die für mich Kerzen zum Leuchten brachten. Es irritierte mich, da ich lebte und mit dieser meiner Meinung nach den Toten vorbehaltenen Geste nicht viel anzufangen wußte.

Später freute es mich, daß so viele Menschen an mich dachten, die das auf diesem Wege zum Ausdruck bringen wollten. Ich stellte mir die Kerzen vor, in der schaurigen, aber schönen Atmosphäre der Kirche. Wie sie dort brannten. Für mich. Ich wollte auch wieder Feuer und Flamme sein dürfen. Können. Nur, wenn ich daran dachte, wie meine Kerzen erlöschen, dann wurde ich sehr traurig. Von abgebrannten Kirchenkerzen bleibt nichts übrig. Nicht mal ein kleiner Stummel. Und jemand, der nicht weiß, daß diese Kerze überhaupt gebrannt hat, wird sich niemals an sie erinnern. Ausgelöscht. Vielleicht ein Grund, warum es Gräber und Grabsteine gibt. Gegen das Vergessen. Und vielleicht ein Grund, warum die Angst vor dem Sterben manchmal so groß ist. Angst, vergessen zu werden.

Der Tag in Essen begann meist mit einem viel zu frühen Wecken am Morgen, so gegen 6.30-7.00 Uhr. Am Anfang mußte ich jedesmal mit Hilfe der Schwester oder des Pflegers aufstehen und ein wenig umhergehen. Vor dem Frühstück wurde ich täglich gewogen. Aber nur während der ersten 10 Tage. Dann kamen Routineblutabnahmen. Die Betten wurden frisch gemacht und das Frühstück serviert. Nach dem Frühstück, von dem ich immer nur ein wenig aß und für Ulla den Rest vorbereitete, blieb noch etwas Zeit, sich zu waschen, um dann wieder ins Bett zu gehen. Kurz darauf wurden die Infusionen angelegt. Die Infusionen bestanden aus mehreren verschiedenen Infusionsbeuteln, und man mußte genau darauf achten, wann eine Flasche oder ein Beutel leer war, damit die Schwester dann den Schlauch umstecken konnte. Ich hatte immer ein Auge auf den Tropf – habe die Zeit immer nach den verbleibenden Infusionen gerechnet und eingeteilt. Manchmal hat es mich echt verrückt gemacht. In den verschiedenen Flaschen und Beutelchen befanden sich diverse Medikamente, die dem Schutz der Blase, des Magens, der Nieren usw. dienen. Die reinen Chemotherapieinfusionen mit den Zytostatika beinhalten allesamt Medikamente, die die Tumorzellen vernichten. Da Tumorzellen zu den sich schnell teilenden Zellen gehören, zielt die Therapie genau auf diese Zellen ab und zerstört sie besonders schnell. Zellen, die sich schnell teilen, befinden sich jedoch auch in jeder Schleimhaut. Durch die Therapie werden diese somit besonders stark in Mitleidenschaft gezogen. Um die

Organe, die mit Schleimhäuten versehen sind, zu schützen und damit die Nebenwirkungen durch die Einwirkung der Chemo nicht so schmerzhaft sind, bekommt man also mit den Chemoinfusionen und Spritzen zusammen im Vorfeld diverse Zusatzmedikamente. Sie dienen dem Schutz der gesunden Schleimhäute und sorgen dafür, daß wichtige Körperfunktionen erhalten bleiben.

Das konnten schon einige Liter sein, die da täglich in den Körper flossen. Hinzu kamen manchmal noch einige Spritzen und natürlich Tabletten. Morgens, mittags, nachmittags, abends und nachts – pro Tag um die 35 Tabletten!!!

Je nach Therapieplan gab es Tage, an denen die Infusionen nur ein bis zwei Stunden dauerten, manchmal aber auch von morgens bis abends um neun oder zehn Uhr – fünf Tage am Stück.

Am schlimmsten war es, wenn man ein Medikament in einem kleinen Beutel bekam, das einen dazu veranlaßt, viertelstündlich die Toilette aufzusuchen! Und immer mit dem Infusionsständer, den Beuteln und Flaschen raus aus dem Bett und auf den Flur in die Toilette und zurück. Das war oft sehr anstrengend für mich.

Vormittags gab es eine ausführliche Visite mit einem Haufen Ärzte, die man als Nichtmediziner kaum verstehen, aber jederzeit fragen konnte. Z.B. am späten Nachmittag.

Denn dann war die zweite Visite, bei der die Ärzte mehr Zeit hatten. Man konnte sie aber auch immer zwischendurch fragen, bzw. seine Probleme und Sorgen mit den Schwestern besprechen. Sie waren trotz der vielen Arbeit nie hektisch oder unfreundlich.

Gegen 12 Uhr, nach der Zwischenmahlzeit, gab es Mittagessen, später Kaffee und um 17 Uhr Abendbrot.

Das Essen war nun wirklich nicht berauschend – schon gar nicht für Chemopatienten, so daß Ulla meist alles aß und sie mir dann Kartoffeln kochte oder wenn mir danach war, Essen vom Chinesen holte. Aber nicht nur mir. Es gab viele Patientinnen, denen es ging wie mir. Ulla war unser aller Chinataxi. Wir trafen uns dann zu mehreren in meinem Zimmer und speisten wie die Fürsten. Natürlich konnten wir nicht viel essen. Deshalb reichte eine Mahlzeit für bis zu drei Tage – aber dadurch war es schließlich auch erschwinglich. Lustig waren diese „Gemeinschaftsessen“ allemal.

Ulla und ich waren während der Chemozeit so aneinandergewachsen, daß wir uns in Unterhaltungen mit Außenstehenden als ein Individuum bezeichneten. Es gab kein *ich* und kein *du*, es gab nur noch ein großes *wir*. *Wir* müssen nach Essen. Bei *uns* wurde heute eine Punktion durchgeführt. *Wir* haben starke Nebenwirkungen. *Uns* geht es gut.

Aber ich glaube, gerade diese enorm starke Verbundenheit ließ es uns schaffen, alles, wirklich alles mit dem anderen teilen zu können. Geteiltes Leid ist halbes Leid. Geteilte Freude ist doppelte Freude. Jetzt weiß ich, woher diese Redensarten kommen und wie wahr sie sind.

Wie bei einer Geburt, so ist auch bei einer schweren Krankheit ein verläßlicher Begleiter einfach unersetzbar. Bei mir war es meine Mutter.

Zeitweise ging es mir so schlecht – besonders am ersten Tag im Krankenhaus –, daß ich mit niemandem reden wollte und nur Blicke zur Verständigung genügen mußten. Ulla verstand. Immer. Es gab aber auch Tage, an denen es mir so gutging, daß ich der Oberärztin sagte, ich würde, wenn es weiter so gut läuft mit der Chemo, einen Höhenflug bekommen und mich zum Bäumeausreißen anmelden. Dann mußte Ulla mich ganz sensibel auf die schlechten Tage, die da kurz bevorstanden, vorbereiten, damit ich sie nach meinem Höhenflug nicht als komplette Bauchlandung erlebte.

Ja, das Eis war dünn, auf dem wir uns bewegten und unsere Runden drehten. Bis zum Schluß wußten wir nicht, ob es hält. Aber das weiß man ja nie!

Ulla verließ meist zwischen 21 und 22 Uhr die Klinik. Der Abschied fiel mir und ihr jedesmal schwer. Aber sie kam ja am nächsten Morgen zum Frühstück wieder zu mir. Außerdem war ich bei den Nachtschwestern in den besten Händen.

Zuhause wurde die Therapie immer noch fünf Tage fortgeführt. Mit Tabletten. Ein Chemotherapiekurs (so nennt man eine Einheit) dauerte folglich insgesamt zehn Tage. Dann, nach ungefähr zwei Tagen, reagierten die Blutwerte auf die Medikation. D.h. die Leukos und Thrombos wurden weniger. Dr. Rupitsch kam in diesen Tagen zwei- bis dreimal in der Woche zur Blutkontrolle morgens zu mir nach Hause. Das Leukotief hielt immer ziemlich genau drei bis vier Tage an. Je nach Höhe oder Tiefe der Werte durfte ich keinen Besuch empfangen und das Haus nicht verlassen, da ich mir keinerlei Infektionen erlauben konnte. Mit so wenig Leukos kann die kleinste Infektion lebensbedrohlich werden, da der Körper über wenig bis keine Abwehrkräfte mehr verfügt. In diesen Tagen fingen dann meist auch die Nebenwirkungen an, und es ging mir auch psychisch nicht gut. Die Schmerzen und sonstigen Nebenwirkungen dauerten meist bis zu drei Tage nach dem Leukotief an, also insgesamt waren das fünf problematische Tage, mal mehr, mal weniger. Danach hatte ich zwei Tage, an denen es mir richtig gutging und ich das Gefühl hatte, Bäume ausreißen zu können. Und dann... Dann mußte ich auch schon wieder nach Essen in die Klinik zum neuen Kurs.

Der Abschied von zu Hause fiel mir nie leicht. Ich hatte immer einen Kloß im Hals.

Nach der vierten Chemo wollte ich sogar ernsthaft alles hinschmeißen. Nie wieder eine Klinik betreten. Aber Dr. Rupitsch sprach lange mit mir, und so machte ich doch weiter bis zum Schluß.

Immer, wenn er zu mir kam, um mir Blut abzunehmen, um nach mir zu sehen oder um mich zu trösten, dann sprach er mich nicht mit „Frau Römer“ an, sondern er nannte mich schlicht und ergreifend: „Prinzessin“. Doch damit nicht genug. Er bezeichnete mich nicht nur als seine Prinzessin, sondern er behandelte mich auch so. Diese Wertschätzung seinerseits tat mir sehr gut. Immer. Besonders aber an den Tagen, in denen ich das Gefühl nicht los wurde, für meine

Familie und meine Freunde nur noch Ballast zu sein. Was konnte ich ihnen denn noch geben? Und wieviel mehr gaben sie doch mir?! Eine Rechnung, die nie zu meinen Gunsten aufging.

Dr. Rupitsch und ich haben auch heute noch eine von tiefem Respekt und großer Achtung geprägte Beziehung zueinander. Und nur so ist es mir möglich, mich ihm anzuvertrauen und ihm alles zu erzählen, was mich bedrückt. Physisch und psychisch. Denn das eine ist wohl unbestritten ein Bestandteil des anderen.

Er war es auch, der mir eine ganz andere Anschauung/Definition von „Seele“ vermittelte.

Seele, das ist ein von der Kirche geprägter Begriff. Seele, ewiges Leben. Wer eine reine Seele hat, der kommt in den Himmel zu Gott. Dem wird ewiges Leben zuteil.

Warum kann ich nicht schon das Wort Seele durch das Wort Leben ersetzen?

Seele = Leben. Ich lebe, also bin ich. Das, was ich bin und das, was mich ausmacht, ist das Leben. Mein Leben. Nicht meine Seele.

Mein zweiter Chemotherapiekurs im Mai 1998 begann damit, daß mir der Pfleger am zweiten Tag auf meinen ausdrücklichen Wunsch die Haare abrasierte. Nach der ersten Nacht im Krankenhaus war ich am Morgen auf einem mit Haaren übersäten Kopfkissen aufgewacht und konnte vor Ekel nicht mehr einschlafen. Diese restlichen letzten Haarstoppeln, nicht länger als vielleicht 2 cm, waren wohl das letzte, was von meinem alten ICH (zumindest rein körperlich) übrig geblieben war. Und nun? Nun lag ich in meinem Krankenhausbett und starrte sie an. Oder starrten sie mich an? Egal. Jetzt mußten sie alle ab. Ich drückte die Klingel und ging mit dem Pfleger in einen Waschraum – zur Rasur. Als ich später diesen Waschraum verließ, nachdem ich mich selbst das erste Mal im Spiegel gesehen, wiedererkannt und begrüßt hatte, öffnete ich die Tür und schritt hinaus. Nun war es offensichtlich. Ich habe Krebs. Dieser Tag, der erste Tag meiner sichtbaren Krebserkrankung, war für mich der Beginn einer neuen Zeitrechnung. Eine neue Ära, ein neues Leben hatte begonnen. Sicher war ich auch traurig darüber, daß mein Kopf kahl war und ich nicht das neue, in der Werbung so hoch gelobte Vanilleshampoo benutzen konnte. Auch sämtliche meiner Bürsten, Haarspray- und Haarschaumdosen, gar nicht zu reden von meinen zahlreichen Haarspangen und Haargummies usw., alles konnte ich verschenken oder wegpacken. Aber mal ehrlich: die Glatze stand mir gut. Ich habe weder Segelohren noch einen Eierkopf. Wenn ich nachts nur nicht so gefroren hätte! Aber ich hatte Gott sei Dank von Tante Elke, einer Vertrauten unserer Familie, eine Schlafmütze geschenkt bekommen. Danke!

So begann also mein zweiter Kurs. Er endete mit einem ungeduldig erwarteten letzten Tag im Krankenhaus. Was sollte ich länger hier? Die Therapie war gelaufen, gut sogar. Ich wollte nun wieder nach Hause und es bestand kein Grund, nicht sofort zu fahren. Schließlich war in unserem Nachbardorf Schützenfest und ich hatte extra in den Monaten vor meiner Erkrankung einen Tanzkurs besucht.

Also ab nach Hause. Und schnell zum Schützenfest. Sabine und ihre Mutter warteten am Zelteingang auf Ulla und mich. Und ich glaube, Ulla und ich, wir hatten beide ein wenig Angst vor den Reaktionen der Leute auf mich und mein Aussehen. Aber was soll's? Geredet wurde so oder so über mich. Wieso zum Teufel nicht mit mir? Warum hatte keiner dieser Menschen, die ich Jahre kannte und mit denen ich unzählige Male zusammen gefeiert hatte, den Mut, mich anzusprechen und mich zu fragen, wie es mir geht? Weshalb würde man am nächsten Tag aber trotzdem von vielen hören, wie es um mich steht und welcher Behandlung ich mich unterziehen muß? Es müssen viele Hellseher auf diesem Schützenfest gewesen sein. Sehr viele.

Das Fest wäre mit Sicherheit nicht doch noch so schön geworden, wenn ich nicht den Mut und das Bedürfnis gehabt hätte, einige Leute von mir aus anzusprechen (Konfrontationstaktik!). Wenn sie mir nicht helfen konnten, weil sie mit meinem Anblick und den Gefühlen und Ängsten, die dieser Anblick hervorrief, überfordert waren, so wollte zumindest ich mein Bestes geben und sie aus ihrem beklemmenden Dornröschenschlaf durch direkte Ansprache wachküssen. Und sie wurden wach und reagierten. Plötzlich war das Eis gebrochen, und ich war wieder Mensch. Es hatte nur der Umkehrung einiger menschlicher Muster gebraucht, um die Freunde (?!) zum Reden zu bringen. Da sie scheinbar nicht in der Lage waren, mich anzusprechen und mich zu fragen, wie es mir geht, nahm ich all meine Kraft zusammen und sprach sie an. Fragte, wie es ihnen geht. So einfach (?) ist es also manchmal.

Ich tanzte mit Sabines Bruder Lukas zu dem Lied *Es geht mir gut* von Marius Müller-Westernhagen. Mir doch egal, was die anderen darüber denken, wie ich mich als Krebskranke zu verhalten habe und zu welchen Liedern ich tanzen darf. Dürfen Krebskranke überhaupt auf Feste? Dürfen Krebskranke überhaupt tanzen?

Es wurde ein wirklich schöner Abend. Doch ich war schnell erschöpft und müde. Kein Wunder, denn mein Körper war vor einigen Stunden noch mit diversen Zytostatika aufgefüllt worden und hatte nach der Therapie ein Recht auf Ruhe.

Als ich gerade gehen wollte, traf ich noch meinen Exfreund Martin, der mich noch mit diversen Lebensweisheiten über Krankheit und Stärke und so etwas zutexten wollte. Außerdem sei er immer für mich da, wenn ich ihn brauchen sollte. Aber mal ehrlich: warum sollte ich ihn brauchen? Er ist nicht der Typ, den man in solchen Momenten braucht. Wenn es mir schlecht geht, dann brauche ich niemanden, der mir von Krankheit, den Chancen und Erfahrungen erzählt. Dann brauche ich jemanden, der mich in die Arme nimmt. Dem ich hemmungslos das ganze T-Shirt vollheulen kann. Wer auch immer das sein mag (meistens war es Ramona), der soll mir dann zuhören und mich auffangen. Derjenige kann auch seine Ängste äußern, und dann, dann können wir uns gegenseitig wieder Mut machen. Mut zum Weiterleben. Aber doch nicht mit irgendwelchen angelesenen Zitaten um die Ecke kommen und erzählen, daß dies eine Erfahrung sei, aus der ich soviel lernen könne, wenn ich sie denn bewußt und bis zum Ende machen würde. Verdammt noch mal! Zu diesem Zeitpunkt wußte ich noch nicht einmal, ob ich es überhaupt schaffen werde.

Martin war mit der Situation einfach hoffnungslos überfordert, konnte dies mir gegenüber aber nicht eingestehen. Dabei ist das doch gar nicht schlimm. Ich hätte mir gewünscht, daß er mir offen ins Gesicht sagt, was er denkt und was er fühlt. Nicht, was er mal gelesen hat.

Während meiner ersten Therapie in Essen hatte ich ihn nachts angerufen und ihm nach langem hin und her erzählt, wo ich bin und warum ich dort bin. Es hatte mich nicht in Ruhe gelassen, das Gefühl, ich müßte mit ihm ins reine kommen. Schließlich hatten wir uns nicht gerade in Freundschaft getrennt. Ich lag also eines Nachts wach und rief ihn an. Er war der einzige, bei dem ich das Gefühl hatte, daß ich mich mit ihm versöhnen – aussöhnen – sollte, falls ich doch aus Versehen sterben würde. Mit allen anderen war ich im reinen. Das Telefongespräch lief nach anfänglichen Schwierigkeiten auch ganz gut, und wir wurden uns schnell einig, die Vergangenheit ruhen zu lassen. Aber was sollte das Ende dieses Telefonats? „Ich wünsche Dir noch einen schönen Abend“, hatte ich ihm gesagt.

„Dir brauche ich ja keine schönen Abende mehr zu wünschen“, lautete seine Antwort.

Dir brauche ich ja keine schönen Abende mehr zu wünschen!

Dir brauche ich ja keine schönen Abende mehr zu wünschen!

Dieser Satz hing mir noch lange nach. Wieso brauchte er mir keine schönen Abende mehr zu wünschen. Waren meine Abende nicht mehr schön? Würde ich nie wieder schöne Abende erleben können? Ich habe viel geweint in dieser Nacht. Erst vor lauter Traurigkeit und Verzweiflung. Dann aus lauter Wut. Was nimmt sich dieser Mann eigentlich heraus? Und warum bin ich so doof und will mit ihm ins reine kommen?!

Obwohl (oder gerade weil) er mich im Krankenhaus besuchte, haben wir heute keinen Kontakt mehr. Es ist besser so.

Eintragung vom 17.5.1998 in mein „Kleines Klinikbuch“:

Nachdem der Computer abgestürzt ist und alles, was ich bis jetzt so geschrieben habe, gelöscht ist, fange ich nun handschriftlich von vorne an. Von vorne anfangen... das Thema meiner Krankheit, das Thema dieses Buches, das kein reines Tagebuch sein soll, sondern ein Buch, in dem ich Gedanken, Eindrücke und Ideen festhalten möchte.

Nun sind es noch zwei Tage, bis es wieder nach Essen geht. Der zweite Schub steht kurz bevor. Fünf Tage soll das Ganze diesmal dauern. Ich habe keine Angst davor, da ich mich in der Uniklinik gut aufgehoben fühle – Ärzte, Pfleger und Schwestern sind sehr nett und vor allen Dingen ehrlich zu mir. Ich glaube nicht, daß man mir hier etwas vormacht, fühle mich fair behandelt, gut versorgt und auch verstanden. Das heißt nicht, daß ich alles in Essen toll finde und gerne dorthin möchte. Die Untersuchungen beim letzten Mal haben mir jedesmal Angst gemacht. Denn bei jeder Untersuchung (die meist medizinisch unangenehm war/ist) gibt es auch ein Ergebnis, das positiv oder negativ ist. Das Gefühl bzw. die Gefühle, die ich hatte, als ich auf die Ergebnisse wartete, kann ich so einfach nicht in Worte fassen. Da war immer so eine große Angst, daß es das Schlimmste sein könnte. Die Erleichterung, wenn es dann doch nicht so war, ist unbeschreiblich. Fast wie eine Wiedergeburt!

Erst jetzt, wo jedes Körperteil in Frage gestellt wird, überall Tumore gesucht werden, entwickle ich ein wahres Körpergefühl, bin jedem Organ, das nicht befallen ist, dankbar – gelobe Besserung in meiner Ernährung, wenn erst alles vorbei ist!

Ich bete nicht mehr zu Gott oder einem anderen hohen Wesen, sondern zu meiner Leber, meiner Milz, dem Magen und der Lunge, bitte die Nieren, immer gut zu spülen.

> *„Liebe Organe, vertragt euch mit den Medikamenten und nehmt sie an. Laßt sie wirken, auch wenn sie denen, die gesund sind, schaden. Gebt mir die Möglichkeit, immer gut essen zu können, damit ich euch versorgen kann und der Rest des Körpers stark bleibt. Wenn wir gut zusammenarbeiten und zusammenhalten, dann werden wir es gemeinsam schaffen. Ich danke euch, daß ihr die erste Chemo so gut überstanden habt. Amen."*

Ich fühle mich gut. Glaube, ich kann Bäume ausreißen. Hoffentlich bleibt das auch in Essen so. Ich bin gespannt darauf, wer noch in meinem Zimmer liegt. Hauptsache es ist niemand, dem es so schlecht geht wie Maren beim letzten Mal. Das hat mir sehr zu schaffen gemacht, sie so leiden zu sehen. Sowieso finde ich es schrecklich, so viele kranke Menschen zu sehen. Viele scheinen sich ganz aufgegeben zu haben.

KREBS – eine Verurteilung zum TOD?

Diese Menschen schleichen die Flure auf und ab, wie Gefangene, die auf ihre Hinrichtung warten.

Die Ärzte als Richter über Leben und Tod – Voll-

strecker.

Krankenschwestern und Pfleger als Wärter in dieser verfluchten Sinnlosigkeit.

KREBS – die Chance auf einen NEUANFANG?

Ich denke, daß diese Krankheit die Möglichkeit in sich birgt, neu anzufangen.

Vielleicht ist es an der Zeit, das Alte hinter sich zu lassen, mit anderen Augen zurückzuschauen. Ich glaube und merke, daß diese Krankheit einen anderen Menschen aus mir macht. Nicht ganz anders, aber doch in vielen Bereichen. Die Dinge, die ich sehe, die Sachen, die ich erlebe, haben eine neue Wertigkeit bekommen. Ein Tag, an dem die Sonne scheint und die Vögel singen, ist wichtiger als eine neue Hose oder neue Schuhe. Die frische Erdbeere oder Banane schmeckt besser als Chips oder Schokolade, schmeckt einfach soviel mehr nach Leben! Es ist wichtiger, sich zu unterhalten, als die Serie im Fernsehen zu verfolgen. Manchmal denke ich, daß ich erst jetzt zum ersten Mal die Augen aufgemacht habe, um richtig zu sehen! Dann gibt es da noch dieses Gefühl, bei dem ich mich so fühle, als ob ich eine Sonne verschluckt hätte. Ein Energiestrom nach dem anderen durchfließt mich, und ich weiß gar nicht, wohin mit soviel Power. Es ist ein wärmendes Gefühl. Ganz viel Wärme von innen, die aber auch für die reicht, die traurig schokkiert sind, wenn sie von meiner Krankheit hören. Trösten und getröstet werden, weinen und auch weinen lassen – das ist wichtig für mich und die, die mir wichtig, lieb und teuer sind. Immerhin geht es auch um den Abschied von meinem alten Leben, meinem alten Körper! Die Ansichten ändern sich, Freunde zeigen ihre wahren Gesichter – kommen dazu, bleiben oder gehen. Der Körper, der schon so vieles an Gewicht verloren hat, verliert nun auch noch die Haare. Egal. Hauptsache, er verliert auch den Tumor, aber niemals den Mut!

Ich betrachte es als die Wandlung von der Raupe zum Schmetterling.

STIRB UND WERDE!

Angeblich das Lebensmotto eines jeden Skorpions. Nun denn, so soll es wohl geschehen, denn jetzt kommt es drauf an.

Ich kann sie nicht verstehen, diese Leute in Essen, die da sitzen, keine Haare mehr auf dem Kopf, die Infusion im Arm und in der anderen Hand die Zigarette. Doch es steht mir vermutlich auch nicht zu, über das Verhalten dieser Leute zu urteilen oder es zu bewerten. Das will ich auch nicht. Ich kann es halt nicht verstehen! Aber für jemanden, der eine Sonne verschluckt hat und sich fühlt, als ob er von einem Regenbogen umgeben sei, für den ist es halt schwer nachvollziehbar, wie sich jemand fühlt, der vielleicht gerade durch ein Gewitter geht und vom Blitz getroffen wird. Und wer weiß es so genau, vielleicht erlebe ich auch noch eine solche Stimmung, in der ich alles hinschmeißen und weglaufen möchte. Zur Zeit stufe ich das Ganze als Erfahrung ein.

Vielleicht ist es auch ein Spiel – Machtspiel zwischen Leben und Tod, wobei beide der Preis desselbi-

gen sein können und auch sind. Ich betrachte mich dabei als Mitspieler auf der Seite des Lebens. Durch dieses Spiel war ich zwar dem Tod vielleicht näher als andere – habe gefährlich nahe meine körperlichen Grenzen gefühlt –, denke aber nicht daran, die Seiten zu wechseln.

Der „liebe Gott" hat Gestalt angenommen, ist Mensch geworden. Als „Halbgott in Weiß" wird er mir helfen, gesund zu werden!

SELBSTBEWUSSTSEIN!

Ich bin mir meiner sehr bewußt! Mein Selbstbewußtsein ist mit Sicherheit gewachsen. Und ich bin mir sicher, daß ich ein großes, gesundes Selbstbewußtsein zur Zeit und in Zukunft gut gebrauchen kann. Denn da Krebs eine Krankheit ist, die durch die Chemotherapie nach außen sichtbar gemacht wird, muß man, um in der Umwelt zurechtzukommen, selbstbewußt auftreten.

Klinikbuch, 20.5.1998

Der zweite Tag in Essen!

Alles läuft wie am Schnürchen, und es gibt nur gute Neuigkeiten. Der Tumor ist enorm geschrumpft, die Knoten im Hals sind kaum noch tastbar. Fazit: Die Therapie wirkt wie verrückt. Das ist so schön, schön, schön! Die Braunüle anlegen war auch nur halb so schlimm, wie ich es mir eingeredet hatte. Die ersten beiden Chemos habe ich auch gut vertragen. Ich freue mich so.

Auf der Fahrt nach Essen war es mir ja doch etwas unwohl geworden, so daß ich ein ziemlich mulmiges Gefühl im Bauch hatte, als Ulla und ich die Klinik betraten. Doch die freundliche Begrüßung des Klinikpersonals (alle haben mich sofort wiedererkannt und empfingen mich freudig) ließ meine Ängste auf ein Minimum zusammenschrumpfen, so daß ich sie nur noch runterschlucken mußte! Blieb nur noch die Frage, mit wem ich auf ein Zimmer komme... Und ich hatte ein Riesen-Glück! Ich teilte für zwei Tage das Zimmer mit Annette, die einfach phänomenal ist. Soviel Energie, soviel Power, Ausstrahlung... Der helle Wahnsinn. Sie hat so viele Ideen und soviel Kraft. Wir haben ähnliche Gedanken und Ansichten darüber, was man tun soll/kann/muß, um den Krebs zu bekämpfen.

Die Chemotherapie zum Freund machen. Ich denke dabei an den Zaubertrank von Asterix und Obelix. Den Leukos Regenmäntelchen anziehen... Visualisierung als Stichwort. Das ist einleuchtend für mich. Denn nur mit den Dingen, die ich mir visuell vorstellen kann, kann ich kommunizieren und ihnen sagen, was sie tun sollen. Bin in der Lage, mich mitzuteilen und auszutauschen. Ein Tumor macht doch viel weniger Angst, wenn er einen Namen hat und ich mit ihm reden kann. Denn rausschmeißen oder vor ihm weglaufen kann ich nicht. Er hat sich fest verankert.

Meine Haare sind jetzt ab! Ratzekahl abgeschoren. Ich fühle mich total befreit. Zwar sieht man jetzt noch mehr nach außen hin, daß ich Krebs habe, aber was soll's? Ich habe halt zur Zeit Krebs. Und dann sehe ich im Moment auch so aus, wie ich aussehe!

Das Schreiben fällt mir etwas schwer, da ich kaum noch Gefühl in den Fingerspitzen habe (Nebenwirkung der Therapie). Ich kann daher auch nicht so schön schreiben wie früher – aber was soll's? Ich will in diesem Buch auch nichts schönschreiben, sondern so schreiben, wie es ist.

Und ich bin ja auch nicht mehr so wie früher. Will ich auch nicht sein. Nur manchmal möchte ich wieder so frei sein! Frei in meinen Entscheidungen, zu tun und zu lassen, was ich möchte – nicht die körperlichen Grenzen spüren. Ich wünsche mir, einfach mehr tun zu können. Doch ganz speziell durch die Aufenthalte in Essen spüre ich ganz deutlich, wie schlimm es ist, einfach nur dasitzen zu können und nichts tun zu können. Maren geht es immer schlechter, und ich kann ihr so gar nicht helfen. Das ist eine verdammte Hilflosigkeit und Machtlosigkeit, Verzweiflung, die ich fühle, wenn ich an sie denke. Schon merkwürdig – da entwickelt sich in mir so ein starkes Mitgefühl, fast eine schwesterliche Liebe, zu jemandem, den ich eigentlich kaum kenne. Eine Freundschaft, die auf ganz anderen Grundlagen basiert als alle anderen Freundschaften. Wir waren auf keiner Party zusammen, haben nicht über den ersten Freund geredet und auch sonst nichts gemeinsam erlebt. Ich weiß nicht, welche Musik sie gerne hört und wo sie ihre Anziehsachen kauft. Ich sehe sie nur dort liegen, in ihrem Einzelzimmer, mit den ganzen Schläuchen und

Maschinen, 39 Kilo schwer, im Schlafanzug. Scheinbar verlassen von der ganzen Welt. Die Ärzte, Schwestern und Pfleger als ihre neue „Familie". Eine Spritze gegen die Schmerzen statt einer Umarmung von der Mutter. Ich fühle mich ihr total verbunden, obgleich sie eine Fremde für mich ist. Ich denke nicht, daß wir Freundinnen geworden oder auch nur miteinander ins Gespräch gekommen wären, wenn wir nicht beide Krebs hätten.

Nun sind wir wie Ratten im sinkenden Schiff. Mit dem Unterschied, daß ich rudern kann und sie nicht. Aber ich bringe sie sicher an Land! Das weiß ich ganz bestimmt.

Ich habe gestern angefangen, mir in meinem Zimmer eine Meditations- und Schreibecke einzurichten. Eine Rückzugsmöglichkeit ganz für mich allein, denn ich merke immer wieder, wie wichtig es ist, mich mit mir und dem Leben, was ich bisher geführt habe, und mit dem, was noch so kommen mag, auseinanderzusetzen. Dabei konnte ich feststellen, daß der Moment/der Augenblick wohl das wichtigste ist, was es zu erleben gibt. Viel zu oft ertappe ich mich dabei, daß ich dem „Jetzt" nicht den nötigen Stellenwert und die Wichtigkeit einräume, die es verdient. Was nützt es mir, mich an Vergangenes erinnern zu können, wenn ich diese Erlebnisse nie gelebt habe, als sie noch „Jetzt" waren? Wozu eine Zukunft planen, die nur aus nicht gelebten, erlebten, ausgelebten Momenten bestehen kann, weil ich ihr weder Zeit noch Raum lasse?

Spätestens jetzt, wenn die Ärzte an Stelle von

„Guter Besserung" „Ich wünsche ihnen Glück und Kraft, die kommende Zeit so gut wie möglich überstehen zu können" zu mir sagen, weiß ich, daß ich definitiv keine Grippe habe, sondern daß es hier um mehr – um vielmehr – geht!

Waren die Erlebnisse während der Chemotherapie oftmals sehr beängstigend und furchteinflößend, so gab es aber auch immer wieder Highlights, die es mir einfacher gemacht haben, das alles zu überstehen.

Zu den beängstigensten Momenten gehörte mit Sicherheit die erste Chemopause.

Nach dem ersten Kurs durfte ich die Klinik für etwas mehr als zwei Wochen verlassen. Eine Art Urlaub sozusagen. Auf dem Weg vom Krankenhaus ins Parkhaus (den ich ohne Rollstuhl bewältigte!) sah ich zum ersten Mal seit langer Zeit einen kleinen Vogel, der sich in einer Pfütze badete. Die Blumen, die Wälder und Felder... alles schien viel intensiver zu leuchten. Nicht nur für mich, sondern auch für Ulla. Zu Hause angekommen, wurden wir mit großem HALLO begrüßt. Wölfi, Eva und Leonie hatten ein Willkommensschild gebastelt und es mit Luftschlangen sowie Luftballons an meiner Tür befestigt. Auf meinem Bett lagen einige Geschenke für mich. Mein Gott, wir waren so froh, uns endlich wiederzuhaben!

Fünf Tage lang mußte ich zu Hause noch das Cortison und die anderen Tabletten einnehmen. Und es ging mir erstaunlich gut dabei. Ich konnte alleine laufen. Zumindest bis zur Toilette und zurück!

Doch speziell durch die Cortisoneinnahme erlebte ich heftigste Nebenwirkungen, die kaum zu beschreiben sind. Haut und Knochen taten mir unendlich weh, und ich durfte von niemandem angefaßt werden. Außerdem war es mir fast unmöglich, mich zu bewegen. Im Bett lag ich nur auf dem Rücken. Es war mir nicht möglich, mich ohne zu weinen umzudrehen. Eine Umarmung, von wem auch immer, ließ mich ebenfalls in Tränen ausbrechen. Dr. Rupitsch erklärte mir ausführlichst, wodurch diese extremen Nebenwirkungen enstehen. Ich lernte viel über Cortison. Das Horrormittel schlechthin, das jedem wohl vom Namen her bekannt sein dürfte. Cortison entzieht dem Knochen das so wichtige Kalzium. Dieser Kalziumabbau der Knochen (ähnlich wie Osteoporose) ist ziemlich schmerzhaft. Daher also die Schmerzen. Würde ich das Cortison länger einnehmen müssen, dann würde ich Kalzium zugeführt bekommen. Ich wunderte mich sehr über diese starken Nebenwirkungen und fragte nach, warum Cortison denn überhaupt in der Therapie eingesetzt werden muß. Welche positive Wirkung hat das Cortison in meinem Therapieplan? Wie kann ich die Wirkung, den Nutzen einordnen und ein gutes Verhältnis zu diesem Medikament aufbauen, um die damit verbundenen Schmerzen besser ertragen zu können? Ich schlug mein dickes Medizinbuch auf und schaute alle Begriffe nach, die ich mit Cortison verband. Irgendwie mußte das mit der Zellteilung zu tun haben. Aber was? Ich las in einer Abhandlung über den Zellzyklus zum ersten Mal darüber, daß die Zellen – auch die sich schnell teilenden Tumorzellen – mehrere Teilungsphasen durchlaufen. Unter anderem gibt es dabei eine Ruhephase, in der die Zellen nicht von den Zytostatika der Chemotherapie erreicht werden können. Um dies zu verhindern und die Zellen auf einem Zellteilungslevel zu halten, kommt nun das Cortison zum Einsatz. Es bewirkt nämlich, daß keine der Zellen sich in der Ruhephase befindet und somit alle Zellen gleichzeitig und gleichmäßig von der Chemo platt gemacht werden können. So ist das also. Ich besprach meine neuen Cortisoneindrücke mit Dr. Rupitsch, und er erklärte mir, sichtlich erfreut über mein eigenes Engagement, noch einmal ausführlich die Zusammenhänge von Chemotherapie, Tumorzellen, Zellteilung und Cortison.

Er erklärte mir auch, warum ich auf einmal am ganzen Körper Pilze bekam. Denn auch das hat natürlich mit dem Eingreifen der Chemotherapie in das natürliche Gleichgewicht der Schleimhäute im Körper zu tun. Die Pilze kamen nicht, wie ich vermutete, aus heiterem Himmel in meinen Körper oder besser gesagt, aus meinem Körper heraus, sondern sind Bestandteil eines jeden menschlichen Körpers. Pilze sind im Normalzustand auch nicht weiter schlimm, denn sie richten keine Schäden an. In einer gesunden Schleimhaut befinden sich immer Bakterien und Pilze, die sich gegenseitig im Gleichgewicht halten. Durch die Einwirkung der Chemotherapie aber wurden die Bakterien im Körper minimiert und geboten dem Wachstum der Pilze keinen Einhalt mehr. Die Pilze vermehrten sich rasant – florierten – und traten unangenehm in Erscheinung.

Ich befaßte mich viel mit meinem Körper, versuchte, die Zusammenhänge der Erkrankung und die damit verbundene Einwirkung der Therapie in meinen Organismus nachzuvollziehen und zu verstehen. Nach und nach las ich alles, was ich in meine Hände bekommen konnte und was von Krebs handelte. Kein Buch war mehr vor mir sicher. Ich wollte alles wissen. Denn: Wissen ist Macht! Und wer mächtig ist, der ist nicht mehr so hilflos. Ich wollte alles sein – nur nicht mehr hilflos. Am liebsten wollte ich gesund sein.

Aus heiterem Himmel brachen nun auch noch meine Weisheitszähne durch. Alle vier auf einmal. Total vereitert und entzündet. Gekrönt wurde das ganze Unheil noch von einer hartnäckigen Appetit- und Schlaflosigkeit. Als Dr. Rupitsch dann wenige Tage später zu mir kam, um eine erste Blutbildkontrolle durchzuführen, hatten Ulla und ich eine lange Liste mit vielen, vielen Fragen, die er mit einer Engelsgeduld beantwortete. Außerdem verschrieb er mir Antibiotika, Antipilzmittel und Schlaftabletten (die ließ ich erst Ulla eine Nacht lang testen, bevor ich mich traute, sie selbst einzunehmen). Dr. Rupitsch versicherte mir, daß es mir in einigen Tagen besser gehen würde. Die Leukos müßten nur erst die 2000er Grenze überspringen, dann würde alles heilen. Und es passierte so, wie er es mir versprochen hatte. Sowieso passierte alles so, wie er es mir versprach.

Auf Tage, in denen ich Höllenqualen durchlitt, folgten Tage, in denen ich hätte Bäume ausreißen können. Aber zuvor kamen die Tage, in denen mir die Haare ausfielen. Ein wirklich einschneidendes Erlebnis!

Eineinhalb Wochen zuvor hatte ich mich von meinen blonden, bis zur Brust reichenden Haaren getrennt und sie in einer Nacht- und Nebelaktion von Franks Mutter bis auf Kinnlänge abschneiden lassen. Die Frisur stand mir sehr gut, und ich ärgerte mich fast, daß ich diesen Schritt nicht schon viel eher getan hatte. Früher, als ich noch gesund war. Eine kleine Ewigkeit schien das her zu sein. Als ich dann einige Tage später (alleine!) unter der Dusche stand, bemerkte ich, daß die Haare an meinen Fingern kleben blieben und das Wasser nicht mehr ablaufen konnte. Bei genauerem Hinsehen wurde mir klar, daß es jetzt soweit war. Meine Haare fielen zu Tausenden in den Abfluß und verstopften ihn dadurch natürlich.

Ich hatte es schon am Nachmittag auf der Terrasse bemerkt. Immer und immer wieder lösten sich Haare, und ich konnte sie mir regelrecht aus dem Kopf ziehen. Ulla meinte, daß es normal sei, am Tag um die hundert Haare zu verlieren. Der eine mehr, der andere weniger. Bei mir wären es eben mehr. Aber sie wußte genau wie ich: jetzt war es so weit. Die Chemo hatte die erste Ladung der sich schnell teilenden Zellen zerstört. Unwiderruflich. Der Kampf hatte begonnen!

Spiegelbild

Wer bist du?
Warum zum Teufel noch mal starrst du mich die ganze Zeit so an?
Was willst du von mir?
Sag nicht, du würdest mich kennen!
Mit so einer wie dir will ich nichts zu tun haben!
Geh weg!
Hau sofort ab!
Verlasse umgehend mein Spiegelbild!
Sofort!
Bitte!
bitte, bitte, mach, daß alles so wird wie früher...
bitte, bitte mach, daß ich mir wieder in die Augen

schauen kann – ohne den Tod zu sehen...
bitte, bitte, mach mich wieder gesund und schön...
Wenn ich mich nicht mehr erkenne und meinen eigenen Anblick nicht mehr ertragen kann, dann kann ich das den anderen doch nicht zumuten, mich aushalten zu müssen.
Komisch, wenn das Spiegelbild einen Fremden zeigt.
Nein, nicht komisch.
Tragisch.
Tragisch.
Nicht komisch.
Wenn ich nicht mich dort im Spiegel sehe, wen sehe ich dann?
Wer bin ich, wenn ich nicht mehr ich bin?
Was macht mich aus? Was ist mein Ziel?
Das Spiegelbild verschwimmt – Tränen.
Ich bin mit mir allein.
Allein – aber nicht einsam.
Im Austausch mit denen, die ich mal war, und denen, die ich mal sein werde.
Manche Gesichter so vertraut und andere für ewig fremd.
Scheinbar.
Ich bin ich – wer immer ich auch sein mag.

In dieser Zeit bekam ich oftmals viel Besuch und unzählige Anrufe. Fast jeden Tag erhielt ich Post. Doch ich war viel zu geschafft, um mit allen zu sprechen und die Post zu beantworten. Aber ich habe mich riesig darüber gefreut. Ehrlich. Insgesamt schlief und ruhte ich viel. Aber ich war nicht mehr so müde! Kurz vor der zweiten Chemo fiel es mir sehr schwer, wieder Abschied nehmen und zurückkehren zu müssen. Zurück in die Krankenwelt, ins Krankenhaus.

Doch ich freute mich, Maren wiederzusehen, mit der ich zwischenzeitlich auch telefonischen Kontakt hatte. Erst einmal in Essen angekommen, war alles gar nicht so schlimm. Es ist oftmals so, daß die Vorstellung von etwas angst macht und diese Angst – zumindest größtenteils – in der Realität unbegründet ist. Nicht immer, aber oft.

Die Begegnung mit Annette war sehr Mut machend für mich. Wir haben noch heute guten Kontakt und versuchen, uns regelmäßig bei den Nachuntersuchungen zu treffen. Sie ist eine wichtige Gesprächspartnerin für mich.

Unter uns Krebskranken gab es eine einzigartige Verbundenheit, die ich in anderen Freundschaften nur selten gespürt habe. Jeder kannte die Ängste des anderen – auch, wenn nicht darüber gesprochen wurde. Sprachlosigkeit war nicht gleichzusetzen mit ignorantem Schweigen oder gar Desinteresse. Manchmal wurde pausenlos über Schmerzen und Schwierigkeiten, über Vorzüge und Macken des Pflegepersonals geredet, und manchmal gab es einfach nichts zu sagen. Wir redeten nicht über den neusten Kinofilm, sondern darüber, bei welchem Arzt man am schmerzfreiesten eine Punktion durchführen lassen kann. Und auch modische Themen interessierten eigentlich nur, wenn es um neue Hüte oder Wickeltechniken für Kopfbedeckungen ging.

Maren gab mir viele Tips und verriet mir so einige Kniffe für den Umgang mit den Folgen der Chemotherapie. Ich habe einen Teil dieser Ratschläge gut umsetzen können, andere betrafen mich weniger. Z.B.: das Thema Perückenpflege tangierte mich eher nicht, da ich es immer vorzog, meine Glatze zu zeigen oder nur mit einem Tuch zu bedecken. Meist trug ich ein rotes Tuch auf meiner Glatze. War ich ein rotes Tuch für die, die meinen Anblick ertragen und aushalten mußten? Ich hoffe nicht. Ich wollte mich halt nur nicht permanent verstecken müssen oder verkleiden. Oder ich trug einen grünen Wickelrock auf eine einzigartige Art und Weise um meinen Kopf geschlungen. Grün, wie die Hoffnung.

Diese, deine Glatze, die immer so „interessant“

aussah, wirkt nunmehr einfach kahl.
Aus „total cool“ wird eiskalt.
Und das Lachen ist nur noch ein Lächeln.
Aufgesetzt ist es dazu.
Aufgesetzt, wie der Hut, der dich behütet, dein kahles Haupt vor der Kälte und den eisigen Blicken der Gesunden schützt.
Auch dein Lächeln ist irgendwie kalt.
Eiskalt.
Aber du lächelst.
Immer noch.
Damit niemand Fragen stellt.
Leid?
Ja, ich bin es leid.
Ich will nicht mehr leiden!
Aber noch weniger will ich Mitleid!

Meine Freundin Julia und ich hatten diesen Wickelrock in einem Kölner Esoterik- und Kramladen gekauft, nachdem wir in der Essener Uni einem allgemeinen Vortrag und einer spezifischen Ausarbeitung zum Thema Krebs im Audimax beigewohnt hatten. Julia als Zuschauerin und mein Chauffeur und ich, ich als Fallbeispiel. Nie hätte ich daran gedacht, an meinem Studienort im Audimax ein Referat zu halten. Und hier? Hier setzte ich mich selbstverständlich mit dem Mikro in der Hand vor die Studierenden, die im gleichen Alter wie ich waren, mir etliche Fragen stellten. Ging es für sie um die Erweiterung ihres Wissens, ging es für mich um die eigene Akzeptanz meines Zustandes, den ich mitunter nicht begreifen wollte. So saß ich dort vorn, hinter mir meine Röntgenbilder mit dem großen Tumor an die Wand projiziert. 4000-6000 Kalorien verbraucht ein Tumor dieser Art und Größe pro Tag! Daran kann ich mich noch ganz genau erinnern. Kein Wunder, daß ich so schnell und soviel abgenommen hatte. Die Besprechung der Überlebenschancen ging so ziemlich an mir vorüber. Wer will schon so genau wissen, wieviel Zeit man im Zweifelsfall noch zur freien Verfügung hat oder eben auch nicht. Laut Statistik hat der Mann, der vor mir an der Reihe war, nur eine Überlebenschance von 20%. Aber das war ja auch ein Bronchialkarzinom im fortgeschrittenen Stadium und kein Hodgkin, schon gar kein Morbus Hodgkin!

Ich hörte also all diese Zahlen und Diskussionen über die gestiegene Lebensqualität auch während der Chemotherapie – schaute aber eigentlich die ganze Zeit nur Julia an. Julia, meine mir so vertraute Freundin mit den roten, lockigen Haaren, mit der ich über alles und jedes reden konnte. Schon immer. Und ich glaube, auch sie zuckte bei dem Wort *Lebensqualität* zusammen. So wie ich. Wer will denn und wer kann denn schon entscheiden, wie gut oder wie schlecht die Lebensqualität des einzelnen Patienten ist? Ich mit Sicherheit nicht. Ich möchte nie und nimmer über die Qualität und Zumutbarkeit eines fremden Lebens entscheiden müssen. Hoffnung... worauf? Auf ein qualitativ hochwertiges Leben. Ich trage also einen grünen Wickelrock auf dem Kopf. Grün, wie die Hoffnung.

Die Hummel

Die Hummel hat 0,7 qcm Flügelfläche bei 1,2 Gramm Gewicht.
Nach den bekannten Gesetzen der Aerodynamik ist es unmöglich, bei diesem Verhältnis zu fliegen.
Die Hummel weiß das aber nicht und fliegt einfach!

(Aus: Sander, Eva-Maria: LEBEN! Ich hatte Krebs und wurde gesund)

Wie bereits gesagt, die Verbundenheit unter uns (Ex-) Krebskranken war und ist enorm. Fast jeder hat ein Ohr für jeden. Marens Tips und meine eigenen Erfahrungen gab ich an Frau Spannhoff weiter, eine sechzigjährige Frau, die ab der vierten Chemo mit mir ein Zimmer teilte.

Sie fragte mir wirklich Löcher in den Bauch. Wir betrachteten uns als Team im Kampf gegen ihre Krebserkrankung. Abends, wenn meine Mutter gegangen war, unterhielten wir uns noch oft bis spät in die Nacht. Obwohl wir einen enorm großen Altersunterschied hatten (fast 40 Jahre), ließen wir kein Gesprächsthema aus. Die Aufhebung aller Grenzen...!

Auch in den Chemopausen blieben wir in Kontakt und besprachen am Telefon häufig unsere Sorgen, Ängste und Nöte. Aber natürlich auch die Erfolge. Das will ich nicht unterschlagen.

Wir verstanden uns so gut, daß wir darauf achteten, auch die nächsten Therapien gemeinsam in einem

Zimmer liegend zu bekommen. Gesagt, getan. Die Ärzte verstanden unser Anliegen und halfen uns, so gut sie konnten. Sie hatten immer Verständnis und waren zu helfen bereit, wenn es darum ging, die Therapie erträglicher – damit meine ich nicht nur medizinisch, sondern auch psychisch erträglicher – zu gestalten. Ja, die Ärzte aus Essen waren es, die mir rieten, vor Beginn der Bestrahlung doch erst einmal eine Woche in den Urlaub zu fahren. Allein wäre ich gar nicht auf diese Idee gekommen. Urlaub... Mir reichte es, gesund zu werden. An Urlaub hatte ich gar nicht zu denken gewagt.

Während der ersten vier Chemos veränderte sich an den Nebenwirkungen nicht besonders viel. Mal waren sie mehr, mal weniger ausgeprägt. Insgesamt empfand ich sie nur als weniger bedrohlich, da ich die Abläufe inzwischen kannte und in mein Leben integriert hatte. Sie gehörten wie der Krebs einfach zu meinem neuen Leben dazu. Die Blutwerte in den Chemopausen wurden immer niedriger. Manchmal bis zu 600 Leukos tief. Das führte zu einer ausgeprägten Vorsicht in puncto Nahrungsaufnahme und Besucher. Zu groß war die Gefahr, sich bei einer anderen Person mit irgend etwas anzustecken. Nicht auszudenken, wenn ich dann während meiner krankenhausfreien Tage doch wieder dort hinein gemußt hätte. Wie bereits gesagt, an den Krebs und die dazugehörige Chemotherapie hatte ich mich ein wenig gewöhnt. Nicht aber an mein neues Leben und an die Angst, vielleicht doch sterben zu müssen. Diese Angst kam mindestens einmal während jeder Chemopause. Manchmal auch zweimal. Dann saß ich da und fing aus heiterem Himmel an zu weinen. Und ich weinte viel. Nichts und niemand konnte mich in einem solchen Augenblick beruhigen oder trösten. Niemand konnte mir mehr diese Sicherheit geben, die ich früher einmal hatte. Zwar waren immer Menschen da, mit denen ich reden konnte – aber mit der Krankheit bzw. mit dem Gefühl, wie es ist, Krebs zu haben, war ich allein. Nur Dr. Rupitsch war in der Lage, mich in solchen Momenten der totalen Panik und Verzweiflung zu beruhigen. Ich konnte ihn immer und überall anrufen. Wenn ich ihn brauchte, war er jederzeit für mich da. Einmal kam er gegen Abend und blieb für mehrere Stunden bei mir. Er wurde es nicht leid, mir immer und immer wieder alle Dinge, die ich nicht verstand, zu erklären, und auch über das Sterben und den Tod haben wir einige Male geredet.

Manchmal saß ich auch da und weinte, wenn niemand mich besuchen kam – das Telefon einfach nicht klingeln wollte. Dann, wenn ich wußte, daß alle meine Freunde (oder die, von denen ich meinte, es wären meine Freunde) im Schwimmbad waren und auf Partys gingen. Wenn sie mir von ihren neusten Eroberungen oder anderen Dingen aus ihrem tollen, angstfreien, gesunden Leben berichteten. Das Leben der anderen ging weiter wie eh und je. Das war mir klar. Doch es verlief so ganz anders als mein eigenes und schien viele Leute von mir zu entfremden, von denen ich dachte, sie stünden mir nahe.

Alles:
Deine Jacke,
den Schal,
die Perücke,
den Tumor,
die Tasche
und natürlich auch die Cortisonakne;
all das willst du am liebsten an der Garderobe abgeben.
Und...
wieder dabei sein,
wenn der schwere Samtvorhang sich noch einmal öffnet.

– Mitspielen
in dem alltäglichen Theater.
Neues Spiel, neues Glück.
Bis der Vorhang fällt.

Wirkliche Freunde habe ich im gesamten letzten Jahr nicht verloren. Die, die nicht bei mir blieben, waren keine Freunde, ich wußte es nur nicht.

Ich weiß jetzt, wer und wo meine wahren Freunde sind. Ich bin stolz auf sie, da sie mich in einer einzigartigen Art und Weise unterstützt und mir gezeigt haben, wofür es sich zu leben lohnt. Immer, Tag und Nacht, standen sie mir zur Seite, und ich weiß gar nicht, ob und wie ich das wieder gutmachen kann!

Wie hoch muß Ramonas Telefonrechnung gewesen sein? Sie rief jeden Tag mindestens einmal an, um zu hören, wie es mir geht. Oft habe ich sie angerufen, wenn es mir nicht gut ging. Auch nachts. Und manchmal kam sie abends um zehn Uhr zu mir, wenn ich heulend auf dem Bett lag, und drückte mich, wie es nur eine solche Freundin tun kann. Durch sie bekam ich überhaupt erst die Adresse und Telefonnummer von Dr. Rupitsch. Als sie erfuhr, daß ich meine Haare verlieren würde, rief sie umgehend unsere Friseurin an und bat sie, einige Perücken zur Auswahl für mich bereitzuhalten. Zu ihr muß ich nicht viel schreiben, sondern möchte nur das Gedicht wiedergeben, das sie mir schenkte, in einem Bilderrahmen, mit einer Schleife von ihrer Hochzeit umwickelt. Ich denke, das sagt alles!

Ich wünsche Dir nicht alle möglichen Gaben,
ich wünsche Dir nur, was die meisten nicht haben.
Ich wünsche Dir die Zeit, Dich zu freun und zu lachen,
wenn Du sie nutzt, kannst Du etwas daraus machen.
Ich wünsche Dir Zeit, für Dein Tun und Dein Denken,
nicht für Dich selbst, sondern auch zum Verschenken.
Ich wünsche Dir Zeit, nicht so zum vertreiben.
Ich wünsche, sie möge Dir übrig bleiben als Zeit zum Staunen.
Und Zeit zum Vertrauen, anstatt nach der Zeit auf der Uhr zu schauen.
Ich wünsche Dir Zeit, um zu wachsen, daß heißt um zu reifen.
Ich wünsche Dir Zeit, neu zu hoffen, zu lieben,
es hat keinen Sinn, diese Zeit zu verschieben.
Ich wünsche Dir Zeit, zu Dir selber zu finden,
jeden Tag, jede Stunde als Glück zu empfinden.
Ich wünsche Dir Zeit, auch um Schuld zu vergeben.

Ich wünsche Dir Zeit:
Zeit zu haben zum Leben!

Und auch meine Freundin Sandra war immer und immer wieder für mich da. Sie hütete mich und übernachtete bei mir, wenn Ulla und Wölfi außer Haus waren. Die Leukos waren tief, und ich durfte das Haus nicht verlassen – kein Problem für Sandra. Sie holte mich ab und fuhr mit mir ein wenig spazieren. Während der ersten Chemo in Essen besuchte sie mich und brachte mir einen großen Korb mit Süßigkeiten mit. Sie brachte mich zum Frisör, half mir, eine Perücke auszusuchen.

Ich hätte sie nicht missen wollen in dieser Zeit.

Auch Frank war oft an meiner Seite zu finden. Zwar waren wir nicht mehr als Paar zusammen, aber ein unsichtbares Band schien uns trotzdem zu verbinden. Er war ein sehr wichtiger Begleiter für mich in dieser Zeit.

Tante Elke hütete meine Schwester Leonie in der Zeit, wenn Ulla und ich nach Essen mußten, umsorgte sie liebevoll. Und auch sonst: Sie fertigte mir Strickmützen nach meinen Wünschen an, die ich oft und gerne getragen habe. Maren habe ich auch eine von diesen Mützen geschenkt. Sie hat sich so sehr darüber gefreut! Mit Tante Elke konnte ich immer gut reden und habe sie oft angerufen, wenn mir langweilig war. Wenn es mir besonders gutging, trafen Ulla, Elke und ich zusammen und gingen essen. Diese Abende und Gespräche, das Gefühl, daß Elke immer da ist, wenn ich sie brauche – das alles war sehr wichtig für mich.

Genauso wie Elke war auch Agnes, Leonies Patentante, um mein Wohl und um das Wohl der zu Hause gebliebenen Familie besorgt, wenn Ulla und ich in Essen waren. Sie war einfach immer für uns da. Auf

Grund ihrer eigenen Geschichte (ihre Tochter hatte als Kleinkind Nierenkrebs) konnte sie sich gut in unsere Lage hineinversetzen.

Sie und Elke waren unentbehrlich für unsere gesamte Familie und kümmerten sich abwechselnd um Leonie.

Und was hätte ich ohne meine Freundin Julia gemacht? Als ich wieder Auto fahren durfte und konnte, steuerte ich ihren Bauwagen im nahegelegenen Dorf an. Mit Tempo 30 wohlgemerkt!

Ich war wieder ein Stück weit selbständig und genoß die neue Freiheit. Unzählige Male saßen wir an ihrem Teich, der mir so sehr das Gefühl von Ferien vermittelt hat. Bei Julia zu sein – das war immer eine ganz andere Welt. Mit ihr und auch mit ihren Brüdern habe ich gute Gespräche geführt. Nicht nur über die Krankheit und über das Sterben. Und ohne Julia hätte es auch niemals die Sonnensteine gegeben! Nicht auszudenken!

Die Sonnensteine sind wohl das Schönste, was während meiner Krankheit entstanden ist. Ich weiß noch genau, wie ich in einer Chemopause zu Julia in die Glashütte kam und sie bat, mir in einen leuchtend gelben Glasstein eine Sonne zu gravieren, damit ich immer eine Sonne mit nach Essen nehmen konnte. Die große Sonne, die sie mir gebastelt hatte, konnte ich unmöglich mit ins Krankenhaus nehmen. Ich brauchte also eine Reisesonne, eine Sonne, an der ich mich festhalten konnte. Eine Sonne, die ich fest drücken konnte, wenn ich Schmerzen hatte oder

Angst. Und Julia schliff mir diese Sonne in den Stein. Ich habe mich sehr darüber gefreut und sie immer bei mir getragen. Mit der Zeit entwickelte Julia immer neue Sonnenmotive und Fertigungstechniken, so daß ich mittlerweile über ein komplettes Sonnensteinsortiment verfüge. Ich liebe diese Steine, denn sie geben mir auch jetzt viel Kraft in allen Lebenslagen. Wirklich, ohne Sonnensteine möchte ich nicht mehr sein!

Und auch Ulrike, Franks Schwester (also meine Exschwägerin in spe), spielte keine unwesentliche Rolle in meiner Freundinnenriege. Ganz im Gegenteil. Immer wenn die Praxis von Dr. Rupitsch wegen Urlaubs geschlossen hatte, war sie es, die in aller Herrgottsfrühe in meinem Zimmer stand, um mir Blut abzunehmen (sie ist Arzthelferin von Beruf). Und hatte sie mich vor Jahren noch mit einer Vitaminspritze durch das ganze Haus gejagt, so war sie nun behutsam und tat mir nicht weh. Wer hätte das gedacht... Einmal sind wir während meiner Chemozeit Eisessen gegangen. Ich hatte extra meine Perücke aufgesetzt und wir hatten einen Riesen-Spaß damit. „Oh Conny, dir hängt da ein loses Haar herunter. Ich ziehe es mal eben raus!“ „Ulrike, tu es bitte nicht! Mir rutscht sonst der ganze Fiffi vom Kopf!“ Ich möchte nicht wissen, was die Leute am Nachbartisch gedacht haben.

Nein, wirkliche Freundinnen und Freunde habe ich in dieser Zeit nun wirklich nicht verloren.

Aber das unbegrenzte Vertrauen ins Leben – dieses Urvertrauen, mit dem jeder Mensch geboren wird. Das habe ich verloren. Denn nichts ist für mich so unselbstverständlich wie das Leben.

Die Chemozeit wurde lang. Sehr lang. Und so hatte ich die Möglichkeit, alle möglichen Strategien zu entwickeln, mit denen ich mir selbst helfen konnte. Zum einen tat ich das natürlich, um mich zu beschäftigen. Zum anderen, um mir das Gefühl zu geben, aktiv an meiner Heilung teilzuhaben. Ich ernannte mich zum Heilungs-Chef und machte die behandelnden Ärzte zu meinen Helfern und Helfershelfern. So hatte ich das Gefühl, nicht mehr so ausgeliefert zu sein. Ich war und bin Chef in meinem Körper und habe die komplette Macht; kann jederzeit nein sagen. Natürlich kann ich auch immer noch nein zum Leben sagen. Diese Option habe ich mir immer und jederzeit offengelassen. Die Wahl zu haben – das hat mich gestärkt. Ich fühlte mich nicht mehr untergeben und klein. Ich habe immer die Wahl!

Nach meiner dritten Chemotherapie hatte ich dann wieder ein erstes Treffen mit dem Psychologen, der mich so oberflächlich untersucht hatte und dessen unzureichende Aussagen mich fast das Leben gekostet hatten.

Trotz einiger Anrufe meinerseits in seiner Praxis war von ihm keinerlei Rückmeldung gekommen. Dabei hatte ich seinen Sprechstundenhilfen mehrfach ausgerichtet, daß ich Krebs habe und ihn sprechen möchte. Hatte er etwa doch ein schlechtes Gewissen und versuchte mir auszuweichen? Das konnte er doch nicht machen! Zumindest nicht mit mir. Viele Ärzte, die ich in der Zwischenzeit getroffen hatte, rieten mir, den Herrn Psychologen und Internisten bei der Ärztekammer zu melden. Sogar von einer offiziellen Anzeige war die Rede.

Doch all das wollte ich nicht. Konnte ich auch nicht. Wie denn auch? Ich hatte doch gerade erst wieder einigermaßen laufen gelernt und war froh um jeden Moment, in dem es mir einigermaßen gutging. Aber mit ihm sprechen und ihn auf seinen Fehler aufmerksam machen – das wollte ich. Das mußte ich unbedingt. Schließlich sollte er nie wieder einen solchen Behandlungsfehler begehen, der dann vielleicht nicht gut ausgeht. Zumindest nicht so gut (wenn man das so nennen kann) wie bei mir.

Mit meiner damaligen Freundin und Mitbewohnerin Sabine wagte ich an einem Mittwochmorgen den Weg in seine Praxis. Unangemeldet setzte ich mich in die offene Sprechstunde und wartete mit den anderen Patienten im Flur. Mein Käppi nahm ich ab. Jeder konnte und sollte sehen, daß ich Krebs habe. Doch es war nicht leicht, den Blicken der anderen standzuhalten. Sie waren durchdringend und ängstlich. Meine Güte, Krebs ist doch keine ansteckende Krankheit, die durch Blickkontakt übertragen wird. Das sollte doch eigentlich jedem bekannt sein. Ich mußte mich ihren Blicken nicht lange aussetzen, denn ich wurde ziemlich bald aufgerufen. Als der Arzt mich sah, schlug er erstmal die Tür vom Behandlungsraum wieder zu. Er hatte wohl einen herben Schrecken bekommen. Er öffnete aber bald wieder und bat Sabine und mich herein. Er fragte mich nach dem Grund meines Besuches, und ich antwortete ihm, daß ich von seiner Art, mich zu behandeln und mir zu begegnen, sehr enttäuscht sei. „So so. Sie sind also enttäuscht. Die Täuschung hat ein Ende. Ent-Täuscht." Da konnte ich nicht mehr. Ich fing zu weinen an und fragte ihn, mit welchem Recht er mich so behandele. Ob ihm gar nicht aufgefallen sei, daß ich Krebs habe und ob er das nicht ungewöhnlich finde. Er fragte mich nach meiner Krebsart und sagte mir, daß es ihn überhaupt nicht wundere, daß ich gerade an diesem Krebs erkrankt sei. In bezug auf meine Person und auf meine Vergangenheit sei dies der einzig wahrscheinliche Krebs. Ich sei sozusagen typisch für diese Krebsart. Dann wollte er noch weiter über dieses Thema ausholen – ich konnte und wollte es mir aber nicht weiter anhören. „Ich bin eigentlich gekommen, um ihnen zu sagen, daß ihr Verhalten mir gegenüber grob fahrlässig war. Ich möchte weder die Ärztekammer über ihre Behandlungsstrategien aufklären, noch sie sonst irgendwo anzeigen. Ich stelle auch keine Ansprüche, obwohl mir von medizinischer Seite bestätigt wurde, daß ich die nächsten Chemokurse nur auf Grund ihrer unterlassenen Untersuchung und Hilfe machen muß. Hätten sie mich untersucht oder an einen anderen Arzt überwiesen, hätte ich wahrscheinlich keine so heftige Chemotherapie machen müssen. Ich will nur, daß sie mich ganz genau anschauen und sich einprägen, wie es mir geht und wie verzweifelt ich bin. Tun sie das nie wieder einem Menschen an. Seien sie gründlicher. Achten sie auf so etwas, damit das nie wieder passiert. Ich weiß nicht, ob ich es schaffen werde. Aber ich hoffe, ich werde diese Krankheit überleben. Mehr möchte ich nicht, und das ist weiß Gott nicht zuviel verlangt."

Das war wohl zuviel, und Dr. Hartmann vergaß all seine Manieren. Und auch seine therapeutische Ausbildung. Er schrie mich an, was ich mir denn einbilden würde, so mit ihm zu reden. Er habe mich immer gern gehabt und keinen Fehler begangen. Er sei schließlich nicht schuld an meiner Erkrankung. „Nein, schuld an der Entstehung meiner Erkrankung haben sie nicht. Das habe ich auch nicht behauptet. Sie müssen mir auch zuhören, wenn ich mit ihnen spreche."

Dann wurde ich auch laut und schrie ihn an: „Sie sind aber schuld an dem fortgeschrittenen Stadium der Erkrankung. Warum, das muß ich ihnen doch wohl nicht erklären. Angeblich sind sie doch Internist, oder etwa nicht?!"

Nach ungefähr 45 Minuten verließ ich seine Praxis,

nachdem er erneut anfing, mir Zusammenhänge der Krebserkrankung und meiner Psyche einreden zu wollen. Sabine sagte übrigens keinen Ton, obwohl mich der Mann heftigst und unberechtigt anbrüllte – mich mit düsteren Zukunftsprognosen sowie diversen Drohungen und Beschimpfungen überhäufte. Ich war doch ziemlich enttäuscht von ihr. Nicht nur in dieser Beziehung. Aber das ist eine andere Geschichte.

Gebracht hat mir dieser Besuch trotzdem eine Menge. Ich war endlich meine angestaute Wut los und hatte ihm gezeigt, daß ich mich nicht unterkriegen lassen würde. Außerdem hoffte ich inständig, daß meine Worte insofern ihre Spuren bei ihm hinterlassen würden, als daß er bei den anderen Patienten vorsichtiger und umsichtiger seine Diagnosen stellen würde.

Ich habe im übrigen nie wieder etwas von diesem Arzt gehört.

Meine Visualisierungs- und Meditationsübungen baute ich auf Anregung von Annette und dem Buch *Wieder gesund werden* seit dem dritten Chemotherapiekurs weiter aus und übte mich darin, wann immer es mir möglich war – dazu brauchte ich nun wirklich keinerlei psychologische Unterstützung. Ich hätte zumindest zu diesem Zeitpunkt auch keinem Psychologen mehr trauen können. Ich bastelte mir einen Phönix aus Tonpapier, der mit ausgebreiteten Flügeln aus einem Vulkan in den Himmel flog. Dieses Kunstwerk nahm meine gesamte Zimmertür ein. Um ihn herum hatte ich handgroße Sterne und Herzen aus verschiedenen Farben angebracht, auf die ich all die Dinge schrieb, die ich noch erleben wollte und auf die ich mich während der Therapie freuen konnte. Ich sah den Vogel von meinem Bett aus. Ließ meine Phantasie und meine Träume mit ihm in den Himmel steigen. So war ich zumindest in meinen Träumen frei und ungebunden. Neben meiner Tür hing eine wunderschöne 80 x 80 cm große Sonne, die Julia für mich gebastelt hatte. Ich habe mich so sehr darüber gefreut. Die Sonne ist besetzt mit Glassteinen und Muscheln. Viele wunderschöne Ornamente verzieren dieses tolle Geschenk.

Außerdem kaufte ich mir sogenannte Sorgenpüppchen. Das sind vier oder fünf kleine Männchen, die man in einem kleinen Beutel kaufen kann. Ihnen wird laut einer indianischen Sage die Fähigkeit zugesprochen, über Nacht die Probleme zulösen, die man den Puppen am Vortag erzählt und bei denen man sie um Hilfe gebeten hat. Diesen Sorgenpüppchen teilte ich meist gedanklich die Sorgen und Probleme mit, die mir oftmals Kopfzerbrechen bereiteten. Durch diesen (zwar einseitigen) Austausch erkannte ich häufig selbst einen Lösungsansatz und konnte mir helfen.

Um meine immer dünner werdenden Venen gut zu durchbluten und sie dadurch stabil zu erhalten, kaufte ich mir Qi-Gong-Kugeln. Ich kugelte oft. Zu fast jeder Tages- und Nachtzeit. Ganz extrem wurde es immer auf dem Weg nach Essen. In den drei Stunden Fahrt zur Klinik kugelte ich durchgehend, damit es überhaupt noch möglich war, eine Braunüle zu legen und nicht den zentralen Zugang durch den Hals zu nehmen. Denn davor hatte ich wirklich große Angst. Und es hat funktioniert. Alle sechs Chemos wurden mir durch die Arme verabreicht, obwohl es bei der sechsten sehr problematisch war. Die Ärztin gab sich alle Mühe, einen Zugang zu legen, fand aber an beiden Armen keine geeignete Vene mehr. Sie wollte mich dann ins Operative Zentrum schicken, um mir einen zentralen Zugang durch den Hals legen zu lassen. Ich brach bei dieser Vorstellung in Tränen aus. Bei meiner Spritzenangst konnte und wollte ich einen solchen Eingriff nicht über mich ergehen lassen. Die Ärztin bekam es dann doch irgendwie hin, den Zugang zu legen, nachdem mehrere Ärzte und Schwestern mich beruhigt hatten. Aber auch dieser Tag war für mich gelaufen. Zu groß war die Anstrengung, mich wieder mit meiner Spritzenangst auseinandersetzen zu müssen.

Ich benutzte meine Kugeln auch oft in der Zeit, in

der ich durch die Nebenwirkungen der Therapie kein Gefühl mehr in den Händen und Füßen spürte. Die Taubheit wurde in dieser Zeit so stark, daß ich weder Brot noch Fleisch schneiden konnte und auch nicht mehr in der Lage war, Wasserflaschen zu öffnen. Auch das Anheben von gefüllten Gläsern war nur mit beiden Händen möglich. Ich vermißte meine Hände und schrieb an einem Abend, an dem es mir gefühlsmäßig sehr schlecht ging, einen „Abschiedsbrief an meine Hände“.

1.6.1998, 22.42 Uhr

An meine Hände...

Habt mich geschützt und geliebt,
habt euch durchs Dunkel getastet
– bin euch immer blind gefolgt.

An mancher Nessel habt ihr euch verbrannt,
im Winter blau gefroren.

War immer stark, der Händedruck.

Ich weiß nicht, wie ich's sagen soll,
darum schreib ich, wie ich's denke.
Erst jetzt merke ich, wie sensibel ihr seid.
Jetzt, wo ich euch kaum mehr spüre.

Da versuche ich mir vorzustellen, wie es sich angefühlt hat,

als ich mit euch andere Körper gestreichelt habe
– ihr gestreichelt wurdet.

Wie oft habe ich jemandem achtlos die Hand gegeben,
ohne zu fühlen.
Doch das war ein anderes „nicht fühlen“.

Es besteht ein Unterschied darin, ob ich etwas nicht fühle,
weil ich es nicht genug würdige und ihm keinerlei Achtung zuteil werden lasse,
oder ob ich etwas nicht fühle, weil die Nerven nichts mehr ertasten können.

Eine Hand kann soviel sagen...
Zittrige Hände, die rissig sind.
Manche ganz naß, egal, ob warm oder kalt.
Große Hände – kleine Hände.
Weiche, zarte Hände.
Hände, denen Finger fehlen...
Kraftvolle Hände und eben auch
HÄNDE OHNE GEFÜHL...

Vielleicht sind die Hände eine Art Tagebuch eines jeden Menschen.

Was hatte Martin noch zu mir gesagt, als ich ihm von meiner Diagnose erzählte?

Dir brauche ich ja keine schönen Abende mehr zu wünschen!?!

Da hatte er sich aber mächtig getäuscht! Ich hatte zwar Krebs, aber ich war ja nicht tot. Und somit beschloß ich eines Abends in Essen (ich glaube, es war während der dritten Chemotherapie), nicht die ganze Nacht in meinem Bett zu bleiben, sondern mit Ulla zusammen die Einladung unserer Freunde zum Grillen im nahegelegenen Wuppertal anzunehmen. Die Schwestern hatten keine Einwände gegen unser Vorhaben und ließen uns nach Beendigung der Therapie ziehen. Ulla zog mich an, da ich mit der Braunüle im Arm bloß keine falsche Bewegung machen wollte. Gut gelaunt zogen wir Richtung Wuppertal und freuten uns wie die Könige auf diesen Abend. Babsi wartete schon auf mich, und wir schossen einige Perückenfotos (die einzigen, die ich habe). Auch Babsis Bruder Marc kam mit seiner Band DNL, die sich kurz zuvor mit den H-Blockx auf Tournee befanden, dazu, und es wurde ein toller Abend. Schon erstaunlich, wie sich die einzelnen Leute so entwikkeln, mit denen man heranwächst. Babsi studiert Medizin, ich habe Krebs und Marc wird ein Star. Aber ein echter! Mit den Texten, die er schreibt, muß er einfach groß rauskommen. Z.B. hörte ich einige Zeit später auf der Popkomm in Köln sein Lied *Immer der Sonne entgegen*. Ein irre gutes Lied, das viele meiner Gefühle in Worte faßt.

Ob es bleibt wie es war schien egal
zwischendurch vergeht ein Jahr
schau dich um dir wird klar
es ist nichts mehr wie es war

Das Gesicht das für dich lacht
du hast niemals nachgedacht
was passiert wenn sie geht
wenn sie nicht mehr bei dir steht

Bist du allein und hast die Zeit
daß dir nichts mehr übrigbleibt
vierundzwanzig Stunden lang
wieder anzufangen

Und es geht weiter
immer der Sonne entgegen
jeder neue Tag ist ein Stück von meinem Leben

Denn die Zeit die dir bleibt ist zu kurz
um zu sehen was übrigbleibt
du stehst auf um loszugehen
du kannst den Horizont schon sehn

Ist es zu kalt für dich
komm und folg dem Sonnenlicht
es war schön neben ihr
doch es hält sie nichts mehr hier

Und es geht weiter
immer der Sonne entgegen

jeder neue Tag ist ein Stück von meinem Leben
ein Stück von meinem Leben

Nicht zu früh, aber auch nicht so spät verließen wir die Party. Wohl auch, weil am nächsten Morgen die Therapie weiterlaufen sollte. Gegen 24 Uhr schlich ich dann in mein Zimmer und schlief selig und zufrieden ein.

Am nächsten Tag bei der Visite war ich immer noch müde, und der Professor fragte besorgt, ob ich die Therapie nicht vertragen habe. „Doch, doch. Vertragen habe ich die Therapie gut. Ich war nur gestern so lange auf einer Grillparty und bin nicht ganz ausgeschlafen!"

Die erstaunten Gesichter der anwesenden Ärzte und Schwestern kann sich wohl jeder lebhaft vorstellen, oder?!

Hast du dich nie gefragt, warum gerade du Krebs bekommen hast und nicht dein Nachbar?

Hast du dich nie gefragt, warum du gerade den Krebs bekommen hast und keinen anderen?

Hast du dich nie gefragt, warum du gerade jetzt erkrankt bist?

Hast du dich nie gefragt, warum du überhaupt krank geworden bist?

Nein! Das habe ich mich von allein nie gefragt.

Die Frage nach dem *Warum* ist eine Frage, die mich während der Krankheit und der Therapie nicht beschäftigt hat. Sie hätte mich auch nicht im entferntesten weitergebracht, geschweige denn mir geholfen, gesund zu werden. Ich war und bin an einem Punkt angekommen, an dem ich mir in einer Krisensituation nicht mehr die Frage nach dem *Warum* stelle. Selbst wenn ich wüßte, warum ich krank geworden bin und nicht mein Nachbar, selbst wenn ich wüßte, warum ich gerade diese Krebsart bekommen habe und keine andere, wenn ich wüßte, warum ich gerade zu diesem Zeitpunkt erkrankt bin und zu keinem anderen, wenn es mir klar wäre, warum ich überhaupt krank geworden bin... Was hätte das an meiner Situation geändert? Hätte mich das Wissen nach dem *Warum* weitergebracht?

Ich war nun einmal krank und hatte mich nicht mit den Ursachen auseinandergesetzt.

Zumindest nicht in der Zeit, als es akut war. Erst nach Abschluß der Behandlung (besser gesagt, nach Abschluß der Primären Behandlung) hatte ich die

Kraft und den Mut, mich dieser Frage zu stellen. Und ich darf sagen, daß ich sie mir jetzt gut stellen kann, ohne daran zu verzweifeln. Ich stelle sie mir aber nicht hauptsächlich und permanent, denn ich finde, daß es wichtigere Fragen gibt, denen ich mich stellen und aus deren Antworten ich lernen sollte. Da ist zum Beispiel die Frage nach dem Sinn der Krankheit. Welchen Sinn hat diese Krebserkrankung, die mich bis an die Grenze meines Lebens gebracht hat... Welchen Sinn kann ich daraus entnehmen? Wie kann ich es schaffen, ohne Angst zu schlafen und zu wissen, wenn ich morgen aufwache, dann bin ich immer noch gesund und kann leben? Wie kann ich lernen, nicht traurig zu sein, wenn meine Leukozyten-Werte auch jetzt noch, über ein halbes Jahr nach Therapieende, an manchen Tagen meinen Leukozyten-Werten in meinen Krankheitstagen ähneln und ich nicht die Dinge machen kann, die ich möchte?

Das sind Fragen, die mir wichtiger, viel wichtiger sind als die Frage nach dem *Warum*.

Die Frage nach dem *Warum* ändert nichts, aber auch gar nichts an der Situation. Ich finde sogar ganz im Gegenteil: Sie lähmt mich in meinem derzeitigen Leben und in meiner Arbeit an mir selbst. Nach dem *Warum* zu fragen, finde ich, ist eine negative Frage, zumindest wenn sie zu sehr in den Vordergrund rückt und keinen Platz mehr für das Gegenwärtige läßt.

Auf die Frage nach dem *Warum* werde ich niemals eine Antwort bekommen, und es genügt mir zu wissen, daß ich es nicht weiß. Ich glaube, ich will es gar nicht genau wissen. Sicher interessiert es mich, was ich tun kann, damit ich nicht mehr krank werde. Aber das ist eine andere Frage, obgleich sie scheinbar die Antwort der Frage nach dem *Warum* beinhaltet, wenn ich mir eben diese Frage beantworten könnte.

Ich habe die Möglichkeit bekommen, unheimlich viel zu erfahren und zu lernen in der Zeit, als ich krank war, und auch in der Zeit danach. Das war mir nicht immer bewußt und klar. Es gab mit Sicherheit mehr Tage, an denen ich die Krankheit und die Therapien verflucht und zum Teufel gewünscht habe, als es Tage gab, in denen ich dankbar war für den Lernprozeß, den ich erfahren konnte. Aber immerhin. Ich habe diese Chance nicht aus den Augen verloren, obwohl sie in den Momenten, in denen ich dachte und befürchtete, es nicht schaffen zu können und Angst hatte, sterben zu müssen, auch kein Trost für mich war. Ich kann jeden Krebskranken verstehen, der die Hände über dem Kopf zusammenschlägt, wenn ihm irgendein ganz schlauer und gesunder Mensch erzählt, was man aus einer solchen Erkrankung lernen kann. Ich kann es wirklich gut verstehen!

Überhaupt gar nicht kann ich verstehen, wie diverse Pastore es wagen können, mich in den Tagen zu besuchen, an denen es mir nicht gutgeht, und mich fragen, ob ich durch die Krankheit nicht endlich den Weg zu Gott gefunden hätte und ob ich mich nicht endlich taufen lassen möchte. Diese taktlose Gemeinheit, die kann ich nicht verstehen und die will ich auch nicht verstehen. Aber ich hoffe zutiefst, daß dieser eine Gottesmann verstanden hat, warum ich ihn mehr oder weniger prompt vor die Tür setzen mußte.

Oftmals werde und wurde ich von den verschiedensten Leuten gefragt, inwieweit sich mein Leben durch die Krankheit – nach dem Krebs! – verändert hat. Ich weiß meistens nicht so ganz genau, was ich dazu sagen soll. Alles, wirklich alles hat sich geändert. Und eigentlich auch wieder gar nichts.

Ich liebe das Leben und lebe es sehr intensiv!

– Aber ich habe auch vorher gerne gelebt.

Ich fühle sehr genau, wer meine Freunde sind und wer mich einfach nur Kraft kostet. Es fällt mir nicht leicht, neue Freundschaften zu schließen und anderen Menschen zu vertrauen. Zu oft habe ich im letzten Jahr die Erfahrung gemacht, daß gute Freunde selten und kostbar sind. Und daß vermeintlich gute Freunde sich auf den ersten Blick kaum von den anderen unterscheiden.

Das soll aber nicht heißen, daß ich mir vorher meinen Freundeskreis mehr oder weniger wahllos zusammengestellt habe.

Ich habe gelernt, meinem Körper zu trauen und auf ihn zu hören. Denn wenn ich will, dann kann ich mit ihm sprechen. Er hat sehr viel und sehr deutlich zu mir gesprochen, bevor ich krank wurde. Ich habe ihm nur nicht zugehört. Diesen Weg der Kommunikation muß letztendlich jeder für sich selbst gestalten und erlernen, annehmen oder nicht. Ein jeder hat die Wahl. Mein Körper, mein Wesen, mein „Ich“ spricht zu mir. Unter anderem in meinen Träumen. So träumte ich nach meiner ersten Chemo (kurz bevor ich wieder nach Essen mußte) davon, wie ich meinen Krebs ausgekotzt habe. Es war ein furchtbarer, ganz schrecklicher und emotionaler Traum! Aber er war der Durchbruch für mich.

Traum:

Ich liege im Wohnzimmer auf dem Teppich. Nackt. Ohne Haare. Abgemagert.
Langsam, aber gewaltig öffnen sich meine Hautporen am ganzen Körper.
Heraus kommt eine eitrig gelbe Masse. Unaufhaltsam.
Auch aus der Nase und aus meinem Mund.
Ich bekomme keine Luft mehr und fühle, wie ich fast ersticke.
Die Masse bewegt sich, kriecht auf dem Boden entlang.
Es sind viele gelbe Zecken. Vollgesogen und ineinander gehakt.
Mit strampelnden Beinen.
Ich versuche zu schreien; ein nicht enden wollender Zeckenbreistrom unterdrückt meinen Schrei.
Ich sterbe! Ich will nicht sterben!
Ulla, Ulla, Mama...!

Ich wache schreiend auf. Schweißüberströmt. Ekel, Angst, Unsicherheit.

Aber ich weiß auf einmal, daß ich es schaffen kann. Der Krebs wird verbannt.

Ich muß *nur* durchhalten.

Die nächste Röntgenaufnahme bestätigt: der Tumor ist um 75% geschrumpft. Ich lächele, als es mir gesagt wird. Ich habe es bereits gewußt. Ich habe ihn ja schließlich ausgekotzt!

Auch als Jana starb (ein krebskrankes Mädchen, das ich kurz vor seinem Tod kennengelernt hatte), hatte ich sehr viele intensive Träume. Mehrere Wochen träumte ich regelmäßig von ihr. Ich eilte dann immer in diversen Krankenhausfluren auf und ab und versuchte, Medikamente und Organe für sie zu besorgen. Vergebens.

Jana starb im Alter von 18 Jahren in einem Berliner Krankenhaus.

An diesem Tag, ihrem Todestag, war ich mit meiner Freundin Clarissa im Theater und schaute mir den *Zauber des Flamenco* an. Als wir dort so saßen und einer wunderschönen Frau zuschauten, die zur Orchestermusik grandios tanzte, da war mir plötzlich klar, daß Jana gestorben war. Ich fühlte, daß das, was man wohl Seele nennt, mit der Musik in den Himmel stieg. Gelöst in den Tönen und hinweggetragen mit jedem Schritt der Tänzerin.

Erlöst? Ich weiß es nicht. Dafür kannte ich Jana zu wenig. Doch in meinen Gedanken und mit meinem Herzen war ich oft, manchmal täglich (bzw. nächtlich), bei ihr. Ich habe versucht, ihr meine Kraft zu schicken und einen Teil meiner Energie. Nur gebetet habe ich nicht für sie, denn ich glaube nicht an Gott. Zumindest nicht an den Gott der christlichen Kirche.

Ihre Beerdigung werde ich wohl nie vergessen. In

erster Linie wohl deshalb nicht, weil ich immer meine eigene Beerdigung vor Augen hatte. Als ich die letzten Blumen in ihr Grab warf, so schien es mir, als schaute ich auf meinen Sarg. Und als ich ihre Mutter umarmte, spürte ich die Tränen meiner Mutter auf meiner Wange. Ebenso verhielt es sich mit Janas Geschwistern, an denen ich wortlos vorbeiging. Zu ergreifend war die Vorstellung, es sei meine Beerdigung.

Bis heute hatte ich weder die Kraft, an ihr Grab zu gehen, noch mit ihren Eltern zu sprechen. Janas Tod sitzt tief bei mir.

Aber nicht nur um Jana habe ich geweint, sondern auch um Maren. Diese kleine, zarte Person, mit der ich meine ersten Chemotherapien verbrachte, starb zwei Monate nach Jana. Ihrem Mann Jörn schrieb ich einen langen Brief, in dem ich versuchte, ihn zu trösten, und in dem ich versuchte, von Maren Abschied zu nehmen. Es ist so schrecklich, hilflos zu sein und nichts tun zu können.

Manchmal kann ich das kaum ertragen.

Drei Wünsche:

Gib mir die Gelassenheit,
Dinge hinzunehmen,
die ich nicht ändern kann,
gib mir den Mut,
Dinge zu ändern,
die ich ändern kann
und gib mir die Weisheit,

das eine vom anderen
zu unterscheiden.

(Friedrich Chr. Oetingers)

Lieber Jörn,

es tut mir unendlich leid, was passiert ist. Ich bin aber doch froh und dankbar, daß du mir eine Todesanzeige von Maren hast zukommen lassen.

Was kann ich dir jetzt sagen...

Ich bin sehr bestürzt und traurig über Marens Tod. Die Nachricht kam doch sehr überraschend.

War doch meine letzte Information, daß es Maren etwas besser ging. Und als ich sie das letzte Mal traf (im Januar) bei meiner zweiten Nachuntersuchung, war sie auf den Beinen und wartete mit mir zusammen bei der Blutabnahme auf den zuständigen Arzt.

Mir fiel ein großer Stein vom Herzen, Jörn, als ich sie so sah. Denn ich habe immer viel an sie gedacht und daran, wie es ihr wohl gehen wird.

Und als wir uns so fröhlich und freudig umarmten, da war ich so erleichtert!

Später kam sie dann noch in mein Zimmer und verabschiedete sich von mir.

Ich werde sie wohl nie vergessen, diese kleine und doch so starke Person. Sie hat mir am Anfang meiner sechs Chemokurse sehr geholfen und mir viele Ratschläge und Tips gegeben.

Doch natürlich ging auch ihr großes Leid nicht spurlos an mir vorbei. Ich habe ihr oftmals in meinen Gedanken alles Gute gewünscht. Ich erinnere mich genau, wie wir zusammen dasselbe Buch gelesen haben (es hieß: „Wieder gesund werden“) und dabei den selbstgemachten Quark mit Früchten von meiner Mutter aßen. Wir haben uns viel voneinander erzählt, wenngleich wir uns kaum kannten.

Ich weiß, daß sie dich sehr geliebt hat, Jörn. Mehr als einmal hat sie von der Hochzeit mit dir geschwärmt und mir Bilder aus ihrem Portemonnaie gezeigt.

Wann immer ich sie im Krankenhaus traf, trug sie einen Pulli von dir. Auch von eurem Urlaub hat sie mir freudig erzählt, genauso von ihrem Wunsch, einen Leuchtbären (Lumibär oder so) zu besitzen. Doch, sie war sehr glücklich mit dir. Da bin ich mir ganz sicher!

Ich weiß noch genau, wie sie einmal ihre Perücke abnahm, um mir ihre kurzen Haare, die schon ganz dicht waren, zu zeigen. Da fiel mir ganz besonders ihr hübsches Gesicht mit den großen Augen auf.

Aber ich weiß eben auch, wie schlecht es ihr oft ging. Wie sie dalag, auf dem Luftbett, nach der Operation. Ganz allein mit den vielen Maschinen. Für ihre Tapferkeit, all dies zu ertragen, bewundere ich sie sehr. Den Ärzten und Schwestern im Klinikum war sie, glaube ich, sehr ans Herz gewachsen.

Doch für dich ist ihr Verlust am größten, und ich weiß, niemand kann sie dir ersetzen. Auf irgendeine Art und

Weise wird sie aber immer bei dir sein.

Ich kann sie dir leider nicht gesund zurückzaubern. Ich kann nur eins: Sie immer in meinem Gedächtnis behalten und aus dem lernen, was sie mir zwar nur kurz, dafür aber sehr intensiv vorgelebt hat.

Jörn, ich hoffe, du kannst ein wenig mit dem anfangen, was ich dir hier schreibe. Und je mehr ich zu Papier bringe, desto mehr fällt mir auch ein. Alles aufzuschreiben, wird wohl den Rahmen sprengen.

Doch ein Bild bleibt: Der gemeinsame Traum, den wir hatten, wenn wir erst beide wieder gesund sind. Sie wollte mich besuchen und gemeinsam mit mir auf meinen Pferden einen Ausritt wagen. Im gestreckten Galopp wollten wir durch die Wälder und über die Wiesen preschen. Die Haare im Wind, frei von Infusionsschläuchen. Lachend.

Ich bin nun gesund. Doch die Angst vor einem Rückfall oder einer Neuerkrankung bleibt. Maren ist tot, trotz Chemo, Operation und Bestrahlung.

Aber diesen Traum, den kann mir niemand mehr nehmen. Und dir kann auch niemand eure gemeinsamen Erinnerungen und Träume nehmen.

Ich denke an dich
Und wünsche dir all das,
was du dir auch wünschst,

in diesem Sinne
Deine Conny

P.S.: Ich würde mich sehr freuen, wenn du mir ein Foto von Maren schicken würdest, kann aber auch verstehen, wenn du es nicht kannst zur Zeit.

Es gibt Augenblicke, da wird mir ganz flau. Augenblicke wie gerade, als ich eine Telefonnummer in meinem Adressenbuch suche und mir Janas Telefonnummer aus dem Krankenhaus in die Hände fällt. Ja, dort habe ich sie angerufen. Dort wollte ich sie auch besuchen, aber meine Leukos waren zu schlecht und ich durfte nicht raus. Und als sie wieder gut waren? Da habe ich etwas anderes gemacht und einfach nicht mehr daran gedacht, sie zu besuchen. Dann kam eine Zeit, in der ich wieder sehr oft – manchmal zu oft – an sie gedacht habe. Ich kaufte ihr in einer Buchhandlung ein kleines Buch und wollte es ihr schenken. Doch zu dieser Zeit lag sie bereits in Berlin – im Koma. Sie ist tot, und ihr Buch hat noch immer seinen Platz in meinem Regal. Dort bleibt es auch stehen – nur lesen werde ich es nicht können. Neben Janas Buch liegen noch einige Karten, die ich Maren schicken wollte. Wenn ich mal mehr Zeit habe.

Maren ist auch tot. Diese Karten werde ich wohl nicht mehr verschicken. Ich habe den richtigen Zeitpunkt für meine Geschenke und Karten einfach verpaßt. Nur der Moment, der Augenblick, ist der richtige Zeitpunkt, das zu tun, was man gerade denkt, und darüber zu reden, wie man gerade fühlt. Am nächsten Tag, im nächsten Augenblick kann es schon zu spät sein. Was also würde ich tun, wenn ich noch einmal leben würde? Ich würde Jana sofort anrufen, sie besuchen und ihr das Buch schenken, und ich würde Maren nur eine Karte kaufen, die aber sofort schreiben und abschicken.

Sie fahren jetzt erst einmal eine Woche oder zwei Wochen in Urlaub! – Ich? Meinten die wirklich mich? Eben noch hatten sie mir im Team verkündet, daß dies wirklich die letzte Chemo gewesen ist und ich sofort nach Hause fahren dürfte, und jetzt erzählte der Professor mir, ich solle Urlaub machen? Ich konnte es gar nicht fassen.

Ulla und ich fuhren freudestrahlend nach Hause und überlegten uns, wohin unsere erste Reise gehen sollte. Dorthin, wo nicht zuviel Sonne ist, an einen Ort, der schnell zu erreichen und an dem eine gute medizinische Versorgung gewährleistet ist. Es mußte ein Platz sein, an dem ich nicht so lange Wege zu bewältigen hatte. Und zumindest telefonisch mit meinem Hausarzt in Kontakt bleiben konnte. Klar: wir fahren nach Norderney!

Doch erst mußte ich die Chemopause abwarten und die ganzen Nebenwirkungen zum letzten Mal aushalten. Doch ich hoffte, es wäre einfacher diesmal, da ich wußte, wenn diese zweieinhalb Wochen schmerzhafter und ängstlicher, manchmal depressiver Zeit vorbei sind, dann habe ich es geschafft. Dann kommt nur noch die Bestrahlung, aber die stellte ich mir weniger wild vor.

Doch die Nebenwirkungen waren heftig und machten mir Angst. Ich rief Dr. Rupitsch an, als ich nicht mehr wußte, ob diese Zeit wirklich vorbeigeht. Ich wollte auch gar nicht mehr in den Urlaub fahren. Vieles hätte ich getan: meine Wohnung am Studienort aufgegeben, mein Auto verkauft, mein gespartes Geld gespendet, wenn nur die verfluchten Nebenwirkungen endlich aufhören würden. Ich traute mich auch nicht mehr, allein mit meiner Mutter irgendwo hinzufahren. Im Krankenhaus an täglich mehrfache Arztbesuche und Zuhause daran, alle zwei bis drei Tage einen Arzt an meiner Seite zu haben, gewöhnt, traute ich mich nicht mehr, ohne meine LEIB-Wächter in meiner Nähe zu wissen, wegzufahren. Ich hatte Angst, allein in den Urlaub zu fahren. Aber meine Mutter ließ da keine Zweifel aufkommen. Im Notfall würden wir sofort wieder zurückkommen. Das sagte auch Dr. Rupitsch, der mir für den Notfall etliches an Medikamenten mit auf den Weg gab.

Und dann... dann fuhren wir los. Und es wurde ein wunderschöner Urlaub. Wir hatten ein gutes Hotel, von dem aus wir bequem die Stadt und den Strand erreichen konnten. Täglich unternahmen wir lange Strandspaziergänge und füllten unsere Lungen mit der gesunden, so lebendig riechenden und schmeckenden Luft. Immer und immer wieder. Den Rest des Tages verbrachten wir meist im Hotel und lasen unzählige Bücher. Niemand würde uns hier stören. Kein Arzt würde eintreten und unerwartet doch noch eine Untersuchung vornehmen. Entspannung. (Die Spannung/Anspannung hatte ein Ende, lieber Herr Dr. Hartmann!)

Ulla und ich liehen uns sogar Fahrräder aus und fuhren an einem Tag 16 km (!!!) über die Insel. Danach war ich natürlich fertig. Aber ich mußte erst wieder lernen, mir neue, andere Grenzen zu stecken. Und ich mußte lernen, daß ich nicht sofort nach Therapieende alles wieder können muß. Ich war fertig, aber glücklich.

Es gab aber auch Momente, in denen ich sehr, sehr traurig war.

Plötzlich kamen all die Ängste hoch, die ich Monate, ein halbes Jahr nicht zugelassen hatte, und ich spürte deutlich, wie sehr ich an meinem Leben hänge. Schlagartig wurde mir bewußt, wieviel Glück ich gehabt hatte, an Dr. Rupitsch zu geraten, an die Essener Uniklinik zu kommen, die Therapie zu vertragen, die positive Einstellung gewonnen zu haben... Wieviel Glück kann einem einzigen Menschen wohl zuteil werden in seinem Leben? Habe ich mein ganzes Glück jetzt schon verbraucht? Was ist, wenn ich einen Rückfall bekomme? Hat man zweimal im Leben soviel Glück? Ich habe mehr Glück als Verstand gehabt, sonst wäre ich schon viel früher zum Arzt gegangen. Früher... Ich konnte mich genau an diese Todesangst erinnern, die aber nichts mit Schmerz, zumindest nichts mit körperlichem Schmerz zu tun hatte. Mehr Glück als Verstand. Bei einem eventuellen Rückfall oder bei einer Neuerkrankung müßte ich also meinen a = Verstand besser zu nutzen wissen, dann bräuchte ich auch nicht soviel b = Glück. Wäre dann der c = Behandlungserfolg trotzdem zu erreichen?!

Wenn $a < 50\ \%$ ist, dann muß $b >$ als 50% sein, so daß $a + b = c$ also 100% ergeben.

Ich bin tatsächlich am Strand umhergelaufen und habe versucht, mir prozentuale, mathematisch berechenbare Formeln zum Gesundungserfolg aufzustellen.

Außerdem setzte ich mich intensivst mit meinen Lungen und deren Tätigkeiten auseinander. Nach der Bestrahlung würden sie nicht mehr so belastbar und gesund sein. Wie ist es zu atmen, wenn einem ein Teil der Lunge zum Atmen fehlt. Zum allerletzten Mal würde ich so tief Luft holen können. Mehrfach entschuldigte ich mich in Gedanken bei diesem so immens wichtigen Organ. Ein Teil von mir würde sterben müssen, damit ich weiterleben kann. Eine bedrückende Vorstellung. Wie sich das wohl anfühlen wird?

Diese Momente der Unsicherheit hielten meist nicht lange an, und ich thematisierte sie auch nicht in den zahlreichen Gesprächen mit Ulla.

Die Medikamente, die Dr. Rupitsch mir mitgegeben hatte, brauchte ich nicht einzunehmen. Mir ging es rundum gut. Es machte Spaß, gesund zu sein. Jeden Abend gingen wir essen, und ich trank zum ersten Mal wieder Alkohol. Ein Glas Bier wurde mir zum Verhängnis, und ich mußte mich von Ulla gestützt aus dem Lokal nach Hause, ins Hotel, hangeln. Lustig war's.

Denke immer daran: Was man will, das schafft man auch. Wünsche sind nur Träume, die sich nicht verwirklichen können, weil sie keine Kraft haben. Aber wenn Du aus einem Wunsch einen Willen machst und alles tust, um ihn zu verwirklichen, wenn Deine ganze Kraft und Konzentration und vor allem Deine Begeisterung auf dieses Ziel gerichtet sind, dann wird es auch gelingen.

(Aus: Fröhlich, Gerdi: Der Heiler. Ein Märchen?)

Im Gegensatz zu der vorangegangenen Chemotherapie, vor der ich mehr Angst hatte, als es nötig gewesen wäre, hatte ich mir die anschließende Bestrahlung eher relativ harmlos vorgestellt. Immerhin war sie nicht mit Spritzen und Infusionen und erst recht nicht mit einem stationären Aufenthalt im Krankenhaus verbunden.

Was sollte an Strahlen schon weh tun?

Ich hatte den zweiten Teil meiner Krebstherapie total unterschätzt.

Aber ich möchte die Geschichte von vorne erzählen, so, wie sie sich zugetragen hat.

Während der Behandlung in Essen war nicht immer geplant, daß nach der Chemotherapie, die wie bereits erwähnt sechs Kurse umfaßte, unbedingt eine Bestrahlungstherapie folgen sollte.

Erst nach der vierten oder fünften Chemo wurde ich davon unterrichtet und war ziemlich runter mit den Nerven. Na toll, dachte ich mir. Das nächste Semester kannst du wohl getrost auch noch vergessen.

Dabei hatte ich mich schon so sehr auf ein unbeschwertes, gesundes Leben und auf die Uni gefreut. Mein einziger Trost war, daß ich die Behandlung nicht in Essen durchführen lassen mußte, sondern sie genauso gut in einem heimatnahen Krankenhaus vorgenommen werden konnte. Nur für die kurze Bestrahlungszeit müßte ich von Ulla ins Krankenhaus gebracht werden und könnte danach sofort wieder mit ihr nach Hause. Ich hatte einen totalen Krankenhauskoller. Wollte nur noch nach Hause. Deshalb wollte ich die Bestrahlung nicht in Essen durchführen lassen.

Würde ich heute vor die Wahl gestellt, ich würde mich in Essen bestrahlen lassen, denn im heimatnahen Klinikum war die Bestrahlung der reinste Horror.

Beim ersten Vorstellungsgespräch in den städtischen Krankenanstalten hatte ich noch einen recht positiven Eindruck von dem ganzen Laden. Doch je öfter ich hinkam, desto schlechter wurde mir jedesmal, bevor ich das Gebäude betrat.

Bei einer Bestrahlung wird der Patient als erstes über mögliche Risiken und Nebenwirkungen der Behandlung aufgeklärt. Total schonungslos. Auf einem vierseitigem DIN-A4-Bogen war alles (mit Zeichnung) aufgeführt, was mir im schlimmsten Fall passieren konnte.

In Essen hatte man mich, soweit wie es eben ging, mit den Zusammensetzungen und den Chemobeipackzetteln verschont. Ich weiß nicht, ob ich die Behandlung so gut vertragen hätte, wenn ich bis ins Detail über die Zusammensetzung und Wirkung der einzelnen Chemopräparate Bescheid gewußt hätte.

Nun denn, bei der Bestrahlung wußte ich, was auf mich zukommen würde. „Wir sehen uns in einigen Tagen wieder. Lassen sie sich einen neuen Termin geben, an dem wir sie mit den Physikern vermessen und einzeichnen können. Vorher machen wir noch eine hausinterne CT. Dann unterschreiben sie bitte auch die Einverständniserklärung. Und falls sie noch Fragen zu den Risiken haben, die können wir dann auch noch abklären."

Das war's. Mein erstes Gespräch in der heimatnahen Klinik. Und auch meine erste Begegnung mit Menschen ohne Kehlkopf, die auf dem Warteflur auf ihre Strahlendosis warteten.

Mit Ulla besprach ich die Anmerkungen auf dem zu unterschreibenden Formular, kam aber zu dem Schluß, daß es so schlimm wohl nicht werden würde und ich ohnehin keine Wahl hätte. Egal, was mir der Arzt in die Hand gegeben hätte, ich mußte es unterschreiben. Schließlich wollte ich eine optimale Behandlung mit maximalem Erfolg. Nur dafür hätte ich nicht diese Klinik bzw. diesen Arzt aufsuchen sollen – das wußte ich aber noch nicht.

Ich machte also die hausinterne CT, die so unprofessionell verlief, wie sich das kaum ein Mensch vorstellen kann. Kein Vergleich zu den CTs in Essen.

Ich wurde von zwei kichernden Frauen meines Alters auf die dafür vorgesehene Liege geleitet, mit der ich in die Röhre geschoben wurde. Die Liege war aber nun einmal so schmal, daß ich meine Arme nicht wie sonst neben meinem Körper ablegen konnte und zumindest einigermaßen entspannt der Dinge entgegensehen konnte, die da kamen. Nein. Meine Arme paßten einfach nicht neben mir auf die Liege, und so hielt ich sie ca. 30-40 Minuten fast frei schwebend neben mir mehr oder weniger in der Luft. Doch damit nicht genug. Ich bekam Atemkommandos (einatmen, ausatmen, Luft anhalten, weiteratmen...) von der Helferin. Das ist nicht weiter schlimm. Ich weiß. Schlimm ist nur, wenn man gesagt bekommt, man solle die Luft anhalten, aber nicht darüber informiert wird, wann man denn nun weiteratmen darf. Noch schlimmer ist das, wenn es nicht nur einmal, sondern dreimal während der Untersuchung passiert und du fast blau wirst. Vom Sauerstoffmangel. Du nur noch mit starken Schmerzen und Krämpfen in den Armen versuchst, stillzuliegen, damit du die ganze Prozedur nicht dadurch versaust, daß du wackelst und alles noch mal von vorne gemacht werden muß. Ich war bedient, nach dieser wohl schlechtesten CT, die ich bisher erlebt habe. Und noch einmal würde ich so etwas nicht über mich ergehen lassen. Das weiß ich ganz bestimmt. Ich würde aufstehen und gehen. Denn mit einer so entstandenen Aufnahme kann kein Physiker einen gescheiten Bestrahlungsplan erstellen. Es sei denn, er pfuscht genauso wie seine lieben Kollegen und versucht, sich den Patienten in seiner Berechnung irgendwie gerade vorzustellen. So ungefähr zumindest.

Für diesen Tag durfte ich nun wieder nach Hause, sollte aber einige Tage später zur Einzeichnung wiederkommen. Dann wollte man mir den genauen

Anfangszeitpunkt der Bestrahlung mitteilen und ein letztes Gespräch führen. Das hätte er wohl gerne so gehabt, der kommissarische Leiter dieser Abteilung. Aber falsch gedacht und vor allem falsch gerechnet. Nicht nur an meinem Körper, sondern auch mit meinem Geist. Noch war ich nicht verstrahlt, konnte klar denken und mich äußern. Das tat ich auch, zeitweise jeden dritten Tag, bis er mich nicht mehr sprechen wollte. Als Privatpatientin habe ich aber Anspruch auf Chefarztbehandlung, und so mußte er sich wohl oder übel meinen Fragen und Beschwerden stellen. Aber dazu später.

Erst mal wurde ich eingezeichnet. Die Kollegin, mit der dieser Arzt die Zeichnung vornahm, war sehr nett. Ich hatte trotzdem große Angst davor, was auf mich zukommen würde. Den Arzt mochte ich überhaupt nicht. Eine halbe Stunde zuvor hatte er mir weiß gemacht, daß ich nicht mit meiner Familie nach Spanien fahren könnte – man müßte sofort mit der Bestrahlung beginnen, meine Familie sollte allein fahren. Und da waren sie wieder dahin, die Träume von der gesunden, heilen Welt, der ich so gerne auch angehört hätte. Aber ich war ja krank. Wie konnte ich das nur vergessen? Und Kranke fahren nicht nach Spanien in den Urlaub, sondern müssen zur Bestrahlungstherapie.

Die Farbe des Eddings, mit der er mir einige Striche und Kreuze an den Hals und auf die Brust malen wollte, die durfte ich mir noch aussuchen. Mehr nicht. Mit mir wurde auch nicht mehr großartig gesprochen. Ich lag halb ausgezogen auf einem eiskalten Metalltisch und wurde von einer Richtung in die andere gedreht. Mal linksrum, mal rechtsrum. Dann bekam ich eine Halskrause aus Wachs oder einem ähnlichen Material. Darüber zogen sie mir eine 80 x 80 cm breite, heiße Kunststoffolie, die sie am Tisch befestigten und meinem Gesicht anpaßten. Der Kunststoff war sehr biegsam und nahm gut die Konturen meines Gesichts an. Wenn er mal nur nicht so heiß gewesen wäre. Aber „das kühlt ganz schnell wieder ab, Frau Römer“, wurde mir ja gesagt. Und daß ich durch dieses Straffziehen und dem damit verbundenen Druck der schicken Halskrause auf meine Luftröhre schlecht Luft bekam, das interessierte auch niemanden.

Ich weiß auch nicht mehr, warum ich mir das alles gefallen ließ. Vermutlich war ich soviel Gutes in Essen und bei meinem Hausarzt gewöhnt, daß ich gar nicht mehr mit einer schlechten Behandlung durch einen Arzt gerechnet hatte und deshalb total perplex war.

Vielleicht war ich aber auch noch zu schockiert über die ganzen Nebenwirkungen und irreparablen Schäden, die die Bestrahlung anrichten würde. Nicht nur im schlimmsten Fall, sondern in jedem Fall würden ca. 30% der Lunge (meiner gesunden Nichtraucherlunge) weggestrahlt werden. Tod. Einfach totes Gewebe hätte ich dann in meinem Körper. „Muß aber nicht operativ entfernt werden, Frau Römer. Das lassen wir einfach liegen. Einen Marathon werden sie mit der Lunge wohl nicht mehr gewinnen!“ Toll. Danke. Genau das fehlte mir schon immer zu meinem

Glück. Genau diese Aufklärung wollte ich hören, bevor ich mich in die Behandlung begeben wollte. So motivierend und so aufbauend. Genau so trocken teilte mir der Arzt auf meine Frage, wie denn das Herz vor der Strahlung beschützt werde, mit: „Gar nicht. Das wird sich wohl wieder erholen. Vielleicht bekommen sie später mal eine Herzerkrankung als Spätfolge. Arteriosklerose oder so etwas. Aber mal ehrlich. Einen Bypass zu legen, ist ja heutzutage auch keine komplizierte Operation mehr, oder? Ihr Leukämierisiko steigt übrigens um 15% nach der Behandlung. Das müssen wir wohl oder übel in Kauf nehmen."

Ich denke, jeder kann sich vorstellen, mit welchem Gefühl Ulla und ich nach Hause gefahren sind. Ich hätte nur noch heulen und schreien können. Ich hatte so große Angst und doch hatte ich keine Wahl. Ich konnte und kann nur hoffen, daß ich nicht an Lungenkrebs oder Leukämie erkranke bzw. es bis dahin neue Methoden gegen den Krebs gibt. Vielleicht so einfach wie eine Blinddarm-OP oder einen Bypass zu legen.

Ich kam mir vor, als ob mich jemand vor die Wahl gestellt hätte, ob ich lieber verhungern oder verdursten wollte. Wie ich mich auch entscheiden würde, ich könnte es mir und meinem Körper nicht recht machen. Zwickmühle. Dabei glaubte ich mit Beendigung der Chemotherapie das Schlimmste hinter mich gebracht zu haben. In was für einem Alptraum war ich nur gefangen, und wieso konnte ich nicht einfach aufwachen, und wieso wäre dann nicht alles vorbei und wieder gut?

Mit sehr gemischten Gefühlen betrat ich einige Tage später den eigentlichen Bestrahlungsraum. Und nur widerwillig legte ich mich auf die Liege.

Die Maske wurde auf mein Gesicht gelegt und mit den Strichen auf meinem nackten Oberkörper in Einklang gebracht. Dann wurde sie an den Seiten des Tisches festgemacht. Ich weiß nicht, wie viele Leute um mich herumstanden und ihr Werk begutachteten. Helferinnen, Physiker, Zivis und Ärzte. Ich weiß auch nicht, warum nicht einer ein paar verdammte Worte zu mir gesprochen hat. Ich hatte doch solche Angst. Jedes Kind weiß, was Strahlung alles anrichten kann, und daß man sich sogar von Mikrowellen distanziert, um keine Gesundheitsschäden zu bekommen. Und ich? Ich lag hier, konnte durch die drückende, enganliegende Maske kaum etwas sehen und hatte Angst. Mein Glück und deren Glück, daß ich nur normale und keine Platzangst hatte. Plötzlich verließen alle Anwesenden (außer mir natürlich) fast fluchtartig den Raum. „Nicht bewegen, Frau Römer. Auf gar keinen Fall. Wenn etwas ist, geben sie mit dem Fuß ein Zeichen – Zehenwackeln oder so. Wir haben sie draußen auf einem Monitor im Auge. Gleich ist ja auch alles schon vorbei."

Alles ist gleich vorbei. Diesen Eindruck hatte ich oft, wenn ich mich auf diese harte, kalte Liege quälte. Mehrfach hatte ich mit allem Irdischen abgeschlossen, obgleich ich wußte, daß ich in diesem Raum weder sterben wollte noch würde. Denn so einfach stirbt es sich nicht. Das hatte ich inzwischen gelernt. Außerdem wäre das ja noch schöner: Chemotherapie erfolgreich abgeschlossen, bei der Bestrahlung leider verstorben. Das wär's ja noch gewesen.

Die psychische Belastung war einfach immens groß in dieser Bestrahlungskammer im Keller der Klinik. Allein und festgebunden in diesem Raum. Mit den heilenden, todbringenden Strahlen. Die kann man übrigens hören. Sie hören sich an wie eine summende Mücke oder Wespe. Nur intensiver. Außerdem hatte der Raum einen ganz eigenen Geruch. Nach was? Das kann ich gar nicht genau sagen. Vielleicht Angstschweiß?!

Nach der Bestrahlungseinheit, die nur zwei Minuten oder so andauerte, setzte ich mich langsam auf. Mir war nicht schwindelig oder schlecht, nein, das nicht. Aber ich war total benommen, als ich den Raum verließ. Bis morgen dann, murmelte ich zu der Helferin, zog mich an und ging zu Ulla, die im Warteflur auf mich wartete. Sie schaute mich fragend an. So, als ob ich anders ausschauen müßte. Das tat ich aber nicht. Ich beantwortete keine ihrer Fragen auf der fast eine Stunde dauernden Heimfahrt. Ich wollte nicht reden. Nicht mit ihr und auch mit sonst niemandem. Ich konnte auch nicht wirklich verstehen, was sie von mir wissen wollte – nahm die Fahrt nur teilweise und ohne Eindrücke war. Dieses völlige Desinteresse und meine Schweigsamkeit hatte ich von nun immer auf der Fahrt nach Hause. Wir konnten uns auf dem Hinweg noch so gut unterhalten haben – auf dem Rückweg sprach ich fast kein Wort mehr mit ihr oder fauchte sie böse an, ohne daß ich es wollte oder einen

Grund dafür gehabt hätte. Schon komisch, oder? Zu Hause angekommen, ging ich sofort in mein Bett und schlief zwei bis drei Stunden. Dann war ich zwar wieder wach, konnte aber nicht wirklich an den Dingen teilnehmen, die so um mich herum geschahen. Erst gegen Abend wurde ich aktiver und auch freundlicher. Doch der nächste Morgen kam bestimmt. Und ebenso die damit verbundene Strahlendosis. Und natürlich: meine Verhaltensänderung. Das war keine einfache Zeit. Für mich nicht und für meine Familie auch nicht.

Wenn Ulla auf dem Weg zurück nach Hause irgendwo anhielt, um einzukaufen, schlief ich schon im Auto ein. Immer exakt eine Stunde, nachdem ich die Klinik verlassen hatte.

Auf meinem Behandlungsbogen stand, daß ich 20 Bestrahlungen bekommen würde. Später sollten es laut Planung aus einem mir nicht erklärbaren Grund 40 und dann 50 Bestrahlungen werden. Schlußendlich bekam ich 30 Bestrahlungseinheiten, die an manchen Stellen 40 Gray (Bestrahlungseinheit), an anderen Stellen 70 Gray stark waren. Über eine Höchstbelastung von 40 bis 50 Gray war ich aufgeklärt worden! Die körperlichen Nebenwirkungen seien dann nicht so hoch wie bei 60 oder maximal 70 Gray, wurde mir gesagt, als ich fragte, wie ich meine Strahlenbelastung einzuschätzen habe. Na, toll!!!

Zu diesen Einsichten über meine tatsächliche Strahlendosis bin ich allerdings erst gelangt, als ich auf Anraten meines Hausarztes mir den so sorgsam ausgearbeiteten Bestrahlungsplan zeigen ließ. „Sie werfen mit der Anzahl der zu bestrahlenden Tage so um sich, daß ich fast davon ausgehen muß, daß sie gar keinen Bestrahlungsplan haben!" antwortete ich dem Strahlendoktor auf seine Frage, warum ich als Medizinlaie denn einen Bestrahlungsplan sehen wolle, verstehen würde ich den doch so oder so nicht. „Mir ist fast so, als würfelten sie einmal pro Tag aus, welche Dosis ich kriegen soll", fügte ich hinzu. Wohlgemerkt: dieses Gespräch fand unmittelbar nach einer Bestrahlung statt, und ich war nicht in der freundlichsten Diskussionslaune! Ich studierte also aufmerksam die Pläne und fragte, ob die Zahlen, die die 50 überstiegen, auch Gray-Einheiten sein sollten, mit denen ich bestrahlt würde. „Ja klar, sonst wären sie wohl kaum hier vermerkt!" Ich bekam also eine viel intensivere und gefährlichere Behandlung, als ich dachte. Ich war stocksauer und wütend. Ulla und ich stritten heftigst mit dem Mediziner. „Tja, wenn ich vergessen habe, sie darüber zu informieren, daß ich sie mit mehr Gray bestrahlt habe, als wir abgesprochen haben, dann handelt sich das wohl um einen Aufklärungsfehler." Das war jawohl die absolute Höhe. Aufklärungsfehler...!!!

Ich konnte es nicht mehr ändern. Ich befand mich inmitten der Behandlung und mußte sie zum Ende bringen. Für eine weitere Unterredung fehlte mir die Konzentration, denn ich schlief bereits fast ein. Die eine Stunde Zeit, die ich nach der Behandlung hatte, war so gut wie um.

An meinem Zustand änderte sich, so weit ich mich erinnern kann, nicht viel, wohl aber an meinem häuslichen Umfeld. Ich zog für eine Woche zu meinem

Onkel und meiner Tante. In das Haus, mit dem ich so schlimme Erinnerungen an die schreckliche Zeit vor meiner Erkrankung, vor meiner Chemotherapie verband. Meine Familie fuhr nämlich in diesen Herbstferien (wir hatten nun mittlerweile Oktober) nach Spanien, und auch Ulla wollte zumindest eine der beiden Wochen mit Eva und Leonie dort im Süden verbringen. Sie hatten diesen Urlaub, den wir im Sommer komplett abgesagt hatten, auch bitter, bitter nötig. Abstand gewinnen und rauskommen. Das hatten wir alle sehr nötig, außerdem war ich bei Hanni und Gine gut aufgehoben.

Einmal in der Woche ließ ich bei Dr. Rupitsch meine Blutwerte kontrollieren. Denn auch die Bestrahlung wirkte sich, wie die Chemo zuvor, negativ auf die Blutbildung, besonders auf die Bildung der Leukozyten, aus. Der Bestrahlungsarzt kam nun in der Woche, in der ich bei meinem Onkel wohnte, auf die Idee, die Bestrahlung abbrechen zu wollen. Meine Werte wären so schlecht – er könnte nicht weiterbehandeln. Ich war wieder mal völlig fertig. Von Tag zu Tag ging es mir schlechter. Im Haus meines Onkels schlief ich zeitweise den ganzen Tag – wie im Koma. Doch ein Anruf bei Dr. Rupitsch klärte die ganze Situation wieder. „Was hat der gesagt? Zu schlecht? Natürlich sind ihre Werte nicht zu schlecht. Die Bestrahlung kann fortgesetzt werden!“

Doch wie sollte ich das dem Strahlenarzt beibringen? Und könnte der nicht mal langsam etwas gegen meine immer schlimmer werdenden Nebenwirkungen unternehmen? Hatte er mir im ersten Gespräch versichert, daß ich keinerlei Schmerzen haben würde und er immer ein Medikament für mich bereithielte, so konnte er mir nichts gegen meine Halsschmerzen, die mittlerweile so heftig waren, daß ich nichts mehr essen oder trinken konnte, geben. Selbst meine eigene Spucke hinunterzuschlucken schmerzte so sehr, daß ich es vorzog, sie ins Waschbecken zu spucken, anstatt sie zu schlucken.

Aber Ulrike wußte Rat. Sie wußte auch von meiner Angst, schon wieder soviel Gewicht verlieren zu müssen, mich krank und schwach zu fühlen. Ulrike, die Arzthelferin, die mir auch während meiner Chemozeit immer alle medizinischen Fragen beantwortete und mich beruhigte, suchte mir Astronautenkost im Trinkpäckchen aus einem Arzneimittelkatalog heraus. Am nächsten Tag ließ ich mir diese vom Bestrahlungsarzt verschreiben. Der Doktor staunte nicht schlecht, als ich ihm sagte, er solle mir sofort ein Rezept für genau dieses Präparat aufschreiben. Das tat er auch. Wohl oder übel. Mir war mittlerweile sowieso schon egal, was er von mir dachte. Doch für meine Haut bzw. für die Neubildung und Abheilung meiner Haut am Hals, die ich mir später in schwarzen Streifen abziehen konnte (ich brauchte mich auf der Halloweenparty nicht verkleiden!), verschrieb er mir nichts.

Als er mir dann nach 30 Bestrahlungen auch noch die Milz und den Bauchraum bestrahlen wollte, brach ich die Behandlung in der Klinik ab. 30 Bestrahlungen waren genug. Das meinten auch die Essener Ärzte, mit denen ich das natürlich vorher abgesprochen hatte. Dr. Rupitsch hatte mir auch dazu geraten, und somit hatte ich keinerlei Zweifel, das einzig Richtige zu tun.

„Sie haben nun in 30 Sitzungen soviel Strahlung abbekommen, daß sie in den nächsten 40 Jahren jeden Tag zwei Röntgenbilder davon aufnehmen könnten."

Das sagte mir dieser Arzt noch in unserem Abschlußgespräch. Daher also auch das „leicht" erhöhte Leukämierisiko. Ich verstand.

Aber natürlich gab es auch während der Bestrahlungszeit im heimatnahen Klinikum einige sehr lustige Ereignisse. Einmal gingen Hanni, Gine, deren 14 jährige Tochter Johanna und ich abends essen. Zum Abschluß freute ich mich schon auf einen Schluck Marsalla, denn ich hatte auf Grund meiner Halsschmerzen nur wenig von der Lasagne essen können. Da kommt doch die Bedienung an unseren Tisch und will uns zweimal Marsalla und zwei Lollies bringen!?

Ich wäre ja fast vom Stuhl gefallen. So jung sah ich doch nun wirklich nicht mehr aus. Oder doch? Als ich mit meiner Schwester einige Tage zuvor shoppen war, duzte mich die Verkäuferin – meine 12jährige Schwester wurde gesiezt. Doch darüber konnte ich nun wirklich nur lachen. Diese Situationen waren nun doch zu komisch für alle Anwesenden und Beteiligten.

Zu der Bestrahlung kann ich abschließend nur folgendes sagen: Sie hatte zwar nicht so massive und sofort spürbare Nebenwirkungen wie die Chemotherapie, war aber allein durch die Tatsache, daß ich mich von dem behandelnden Arzt nicht ernstgenommen und verstanden gefühlt habe, um ein Vielfaches schwerer zu ertragen. Obwohl, *schwerer* ist auch das falsche Wort in diesem Zusammenhang. Sie war ganz *anders* als die Chemo. Das freundliche Klinikpersonal in Essen hatte mir die Therapie allein durch freundliche Begegnung um so vieles einfacher gemacht. Vielleicht wäre die Bestrahlung bei einem anderen Arzt nur halb so wild gewesen.

Jetzt, im Sommer 1999, habe ich das Gefühl, nicht wirklich zu wissen, wie ich weiterschreiben soll. Ich mache derzeit in Spanien Urlaub. Es ist warm (34 Grad), der Pool ist am Haus, das Meer nicht weit weg...

Aber die Chemo und die Bestrahlungszeit, die scheinen manchmal ganz weit fort zu sein. Ganz anders als der Krebs. Der steht zwar nicht ständig im Vordergrund, ist aber im Hinterkopf immer präsent. Vielleicht ist das so ähnlich wie bei Alkoholikern. Du bist zwar trocken, bleibst aber Alkoholiker. Ein Leben lang. Deine Lebensaufgabe wird es, dafür zu sorgen, daß du keinen Rückfall erleidest. Und die Angst vor einem Rückfall, die sitzt tief. Da sind alle Verbrechen, alle Kriege auf dieser Welt zweitrangig. Ein Rückfall oder eine Neuerkrankung (vielleicht als Folge der Therapie) wäre für mich derzeit das Allerschlimmste. Das ist der Stoff, der mir in meinen Alpträumen erscheint und so manche Nacht schlaflos macht. Das ist der Stoff, der die Angst nährt, die ich vor jeder Nachuntersuchung habe. Und das ist der Stoff, der mich vermutlich antreibt, dieses Buch zu schreiben.

Schon zu wissen – vorher –, wie schmerzhaft die Untersuchungen sein können und sind.

Schon zu wissen, wie hart die Therapie sein kann und ist.

Schon im Vorfeld zu wissen, welche Nebenwirkungen in den Pausen eintreten können und wieviel mehr es in Wirklichkeit sind.

Schon zu wissen, wieviel Kraft und Durchhaltevermögen es kostet, diesen Kampf zu überstehen, und dabei oftmals das Gefühl zu haben: das war's, ich kann nicht mehr. Ich will raus.

Aber zu wissen, wie sehr es sich zu leben lohnt und wie viele schöne und lustige Momente ich innerhalb des letzten Jahres gehabt habe, ist eigentlich Grund genug dafür, den ganzen langen Weg noch einmal zu beschreiten. Das „Schon-wissen" nicht als lähmende Blockade zu sehen, sondern als Vorsprung – schon in etwa wissen, was kommt, um vorbereitet zu sein. Besser als beim letzten Mal...! Aber ich bin Optimistin – mein Glas ist immer halb voll und niemals halb leer. Prosit, auf das Leben. Das Leben danach.

Ein weiterer Grund für mich, dieses Buch zu schreiben, ist, daß es auch ein Buch geben muß, in dem nicht immer auf allen Ärzten und auf der Chemotherapie rumgehackt wird. Die Chemotherapie war lebenswichtig und somit das einzig richtige für mich! Außerdem war sie auszuhalten. Sicher ist eine solche Therapie anders und auch kaum vergleichbar mit einer Impfung oder einer Antibiotikabehandlung. Nein. Das ist sie sicher nicht. Aber für mich war sie auszuhalten, und ich bin froh, daß ich es getan habe! Sehr froh sogar. Ich finde es eine Unverschämtheit, in einem Buch zu lesen (schreiben), daß man Röntgen-Untersuchungen und Chemotherapien generell ablehnen sollte und nur Kräutertees zu trinken braucht und Ringelblumensalbe auftragen muß, um wieder gesund zu werden. Das stimmt nicht! Wohl aber sollte man sich einen guten Arzt suchen und mit ihm alle Möglichkeiten durchsprechen. Meinetwegen auch Kräuterbehandlungen oder Mitternachtsbeschwörungen.

Ein kompetenter Arzt wird sich diese Vorschläge mit Sicherheit anhören und dann Stellung beziehen. Aber die Chemotherapie ist nicht mehr so schlimm, wie sie vor zwanzig Jahren war. Sicher, einfach ist sie auch heute nicht. Aber zumindest kann man sie mit Hilfe guter Freunde und Ärzte überstehen. Und sie bietet echte Überlebenschancen. Das darf man nicht unterschätzen. Ich rege mich jedesmal auf, wenn ich in Büchern von Selbstheilungen und ähnlichen Phänomenen lese. Ich freue mich wirklich für jeden, der den Kampf gegen den Krebs gewonnen hat. Und ich schätze jeden, der den Mut hatte, diesen Kampf aufzunehmen. Aber kann man im Falle einer Selbst(Wunder)heilung von sich auf andere schließen und sie ermutigen, die Behandlung abzubrechen?! Ich denke, das darf man nicht!

Die Auseinandersetzung, die wirkliche Auseinandersetzung mit dem Sterben, dem Tod und der Endlichkeit ist wohl das Thema, mit dem ich mich seit meiner Erkrankung und auch besonders in der Zeit danach, also im *Jetzt*, am meisten auseinandergesetzt habe und um das oftmals meine Gedanken kreisen.

Ja, ich habe Angst vor dem Tod gehabt. Eine regelrechte Panik hatte sich in mir fest verankert. Und auch sonst hatte ich viele Ängste. Angst vor Vergangenem und Angst vor der Zukunft. Angst, allein zu sein, und Angst davor, mich in der Gemeinschaft selbst zu verlieren. Nicht zu vergessen meine Angst vor Spritzen und vor Spinnen. Aber vor allem die Angst vor dem Tod. Basieren nicht alle Ängste auf der Urangst vor dem eigenen Tod?

Diese wundersame große Angst war wohl für mich die größte Motivation zum Weiterleben.

Leben, um nicht tot sein zu müssen. Nicht: Leben um jeden Preis, sondern Leben, um nicht tot sein zu müssen.

Doch ist nicht der Tod dasselbe wie das Leben? Und was unterscheidet eine Geburt von einem Sterbeprozeß? Mit meiner Geburt hat man mir nicht nur das Leben, sondern auch gleichzeitig den Tod geschenkt und der Existenz im Dunkeln des Bauches meiner Mutter ein Ende bereitet!

Ein Ärzteteam in Minden holte mich aus dem warmen, schützenden Mutterbauch, der mich heranwachsen und gedeihen ließ. Aus dem Fruchtwasser, weg von der Nabelschnur und nicht mehr mit der Plazenta verbunden. Per Kaiserschnitt am 12. November 1976, im Jahr des Drachen. In eine neue Welt, mit neuen Herausforderungen und Möglichkeiten. Die Ärzte waren es. Nenne ich sie deswegen Götter?

Nein! Und doch waren sie es, die meinem Leben im Bauch ein Ende bereiteten und die Nabelschnur durchtrennten. Warum sollte mein nächster Tod nicht ein ganz ähnliches Erlebnis werden? Als Baby im Bauch hätte ich niemals gedacht, daß ich hier sitzen und ein Buch über meine Krebserkrankung schreiben würde. Noch in Eizelle und Samen getrennt, hätte ich es nicht für möglich gehalten, ein Baby zu werden. Warum sollte sich also nicht noch einmal solch eine Transformation vollziehen können? Vom Menschen in.... Ich weiß nicht was. Ich muß es aber auch nicht wissen. Ich weiß nur eins: auf eine irrsinnige Art und Weise freue ich mich darauf.

Auf mein Leben nach meinem Tod.

Doch noch will ich leben. Ich habe so hart dafür gekämpft. Ich will leben. Nicht bloß überleben, sondern leben. Ich möchte noch soviel erleben und lernen. Soviel fühlen, denken und tun. Ich bin noch nicht bereit, zu gehen, und deshalb bleibe ich hier. Hier bei meinen Liebsten, die ich nicht allein lassen möchte, die mir alles und noch vielmehr bedeuten. Mehr, als ich mit Worten auszudrücken vermag. Gefühle sind nun einmal Gefühle. Sonst würden sie ja Worte heißen oder vielleicht Schrift.

Das sind meine ganz persönlichen Gedanken zum Thema Leben, Sterben und Tod. Ich bin keine Prophetin und deshalb sind diese Gedanken nicht allgemeingültig und schon lange keine Garantie für das Leben nach dem Tod. Aber für mich sind sie real. Und deshalb ist das Leben mehr als eine Zeitspanne zwischen geboren werden und sterben. Ich lebe nun nicht mehr nur, damit ich nicht tot sein muß. Ich lebe, um zu leben. Nicht nur, um zu überleben. Der Sinn des Lebens kann nur das Leben selbst sein, mit all seinen Höhen und Tiefen. In all seiner Traurigkeit und mit all seinen Freuden. In allem Schrecken und in aller Lust. Es ist, was es ist: das Leben!

Sicher ist im Leben nun mal nur eins:

Sicher ist nur der Tod. Daß jeder von uns eines Tages sterben wird. Das ist das sicherste, was es meiner Meinung nach im Leben gibt. Aber ich finde das nicht schlimm. Ich finde es mittlerweile nicht mehr so schlimm, zu wissen, daß ich vielleicht eher sterben muß als andere. Vielleicht auch nicht. Wer kann das so ohne weiteres sagen. Ich verschwende nicht mehr so viel Angst an das Unausweichliche – ändern kann ich es ohnehin nicht. Aber durch diese Energie-Umverteilung habe ich nun soviel mehr Kraft für das Wesentliche, für das Leben! Und das tut mir so gut.

Für all das, was ich bisher erlebt habe, in der Zeit danach, hat sich der schwere Weg gelohnt.

Anhang

Liebe Ulla

Ich danke Dir für alles, was Du für mich getan hast.

Du hast mich angenommen, so wie ich bin, und hast nie versucht, mich zu ändern.

Ich liebe Dich, wie niemanden sonst auf dieser Welt.

Eine Liebe, die wohl die Unendlichkeit übertrifft oder neu erfindet.

In all meiner Verzweiflung und Angst warst Du immer für mich da und hast mich getröstet.

Du hast mir immer neue Kraft gegeben und mir Mut gemacht, durchzuhalten.

Nichts schien unmöglich zu sein, wenn Du nur bei mir warst.

Mein Leben hast Du zu Deinem gemacht und mir das Gefühl gegeben, einzigartig zu sein.

Geheimnisse habe ich schon lange nicht mehr vor Dir.

Ich bin Du und Du bist ich.

Hat da etwa jemand vergessen, die Nabelschnur zu durchtrennen?!

Ich werde niemals vergessen, was Du für mich getan hast.

Weder die Augenblicke, in denen wir vor Angst und Verzweiflung zusammen geweint haben, noch die Momente, in denen wir uns freudig und lachend in den Armen lagen.

Aber vor allem werde ich nicht die Momente vergessen, in denen Du wahre Größe gezeigt hast.

Als Du mich im Krankenhaus gewaschen hast, ich

mich vor Schmerzen kaum rühren konnte und zu nichts mehr in der Lage war.

Wenn Du mir immer etwas zu Essen gezaubert hast, was ich wirklich essen konnte (trotz Chemotherapie), um schnell wieder gesund zu werden.

Auch unsere ersten Gehversuche im Krankenhausflur sind unvergeßlich für mich.

Und trotz Deiner Größe fühlte ich mich niemals klein neben Dir.

Denn ich bin ein Teil von Dir, und das erfüllt mich mit allergrößtem Stolz.

Ich liebe Dich, wie nichts auf dieser Welt.

Du, die das Unmögliche möglich gemacht hat, ich weiß nicht, wie ich Dir danken soll...

Ramona

Eigentlich sollte Conny ja unser Brautmädchen sein. Aber leider kam alles ganz anders. Conny sah total schlecht aus, ich dachte, sie hätte eine Lungenentzündung. Irgendwann rief mich Ulla an. Sie wollte jetzt die Telefonnummer von meinem Hausarzt, die ich ihr einige Tage vorher angeboten hatte. Ich dachte immer noch an die Lungenentzündung. Da ich gerade krank geschrieben war, bot ich Ulla und Conny an, Conny zum Lunge-Röntgen zu fahren. Das war eine Fahrt, oh je! Falschrum in die Einbahnstraße, mit einem Radfahrer gezofft und Conny total fertig. Nach dem Röntgen hieß es, sofort zur Computertomographie. Da ich den Weg zum Klinikum kannte, fuhren wir sofort hin, natürlich, ohne Ulla anzurufen. Wir wollten sie nicht beunruhigen. Als wir dann dort ankamen, durfte Conny erst mal einen Liter Kontrastmittel trinken. Oh Mann, was hätte ich dafür gegeben, es an ihrer Stelle zu trinken. Sie hatte 40 Grad Fieber und ich dachte, sie würde sich jeden Moment übergeben. Trotzdem wir nicht miteinander sprachen, wußten wir doch, was der andere dachte. Als das Kontrastmittel alle war, wurde sie zur CT gebracht. Danach wurde sie zum Arzt gerufen. Dieser Trottel sagte nur zu ihr: „Sie wissen, daß sie sehr, sehr krank sind?!“

So ein Schwachkopf! Wir haben uns total die Gedanken gemacht. Doch es sollte noch dicker kommen.

Als ich am Donnerstag zu meinem Arzt ging, nahm dieser mich zur Seite. Er fragte mich, ob Conny eine gute Freundin von mir sei. „Meine beste!“ antwortete ich ihm. Und daß wir uns alles sagen. Er sagte mir, mit Connys ausdrücklicher Erlaubnis, daß Conny Krebs hat und daß sie nach Essen muß zur Chemotherapie. Ich dachte, ich spinne! Wie ich vom Arzt nach Hause kam? Keine Ahnung. Ich habe geweint. Als ich zu Hause ankam, telefonierte Maik (mein Mann) gerade mit Conny. Ich wollte erst gar nicht mit ihr sprechen. Doch dann sagte ich mir, daß ich jetzt stark sein muß für uns beide.

Ab dem Tag telefonierten wir täglich. Sie sagte mir, wie die Chemo ablief, was sie alles über sich ergehen lassen mußte. Ich war immer froh, ihre Stimme hören zu können. Dann kamen die Tage, wo ihr die Haare ausfielen. Oh Mann, das war auch ein Schock für mich. Aber Conny nahm dieses zumindest äußerlich gut auf. Ich weiß nicht, ob ich das gekonnt hätte. Wenn Conny bei ihrer Familie war und ihre Leukos es zuließen, besuchte ich sie. Sie freute sich immer sehr darüber. Die Chemo hat glücklicherweise gut angeschlagen, und sie hat sie auch einigermaßen gut vertragen.

Dann kam unsere kirchliche Hochzeit. Schade, Conny würde an meinem schönsten Tag im Leben nicht bei mir sein können, denn sie war in Essen. Aber wir telefonierten. Nach der Trauung, als wir schon mit dem Essen fertig waren, es muß so gegen 21 Uhr gewesen sein, stupste mich Maik an. Doch dann sah ich es schon. Conny und Ulla waren doch noch gekommen. Ich habe vor Freude geheult! Ein schöneres Geschenk hätte ich mir nicht vorstellen können.

Sie hatte einfach die Ärzte überredet, auf eine anstehende Blutübertragung zu verzichten und sie schlimmstenfalls in einem anderen, heimatnahen Krankenhaus durchführen zu lassen. Beide blieben bis 1 Uhr in der Nacht. Das war toll!

Als sie mit der Chemo durch war, kam dann auch noch die Bestrahlung. Was für eine Tortur! Festgebunden auf dem Bestrahlungstisch und so. Aber Conny hat auch das geschafft. Der Krebs war besiegt, langsam wuchsen auch ihre Haare wieder. Später gingen wir dann zusammen zum Frisör, um das erste Mal nach der Behandlung die Haare in Form schneiden zu lassen.

Nur eins weiß ich ganz genau. Diese Krankheit hat uns einander noch nähergebracht, und wir werden ewig Freundinnen bleiben. Und außerdem braucht unser Kind ja auch eine Patentante, Tante Conny!

P.S.: Danke, Dr. Rupitsch!!!

Eva

Du wolltest, daß ich auch etwas für dich aufschreibe. Ich weiß nicht, ob das, was ich schreibe, wirklich wichtig für dein Buch ist, doch für mich war es das. Eigentlich war in der Zeit, in der du nicht in Essen warst, alles o.k. Von dem Blutabnehmen bekam ich ja nichts mit, und nachmittags besuchten uns immer irgendwelche Leute wie Elke, Sandra oder Julia. Meistens war es dann ganz lustig, obgleich du bleich und ohne Haare auf der Liege auf der Terrasse lagst, warst du immer zuversichtlich und hast viel gelacht.

Na ja und dann, es regnete gerade, hast du auf dem Sofa gesessen, und du hast geweint. Als ich reinkam, war ich wie vor den Kopf geschlagen und wußte nicht, wie ich reagieren sollte. Ich fing auch an zu weinen. Und Mama auch. Sonst hatte ich das Weinen immer auf später bzw. nachts verschoben. Und jetzt? Wir saßen alle da und heulten. Ich hatte ziemliche Angst um dich. Später riefst du bei Dr. Rupitsch an. Ich glaube, er war der beste Arzt, den wir hätten kriegen können. Als wir jetzt den Sommerurlaub 1999 in Spanien verbracht haben, mit Babsi und Mimi und all den anderen; das war irgendwie faszinierend. Noch vor einem Jahr hätten wir nie gedacht, sondern nur gehofft, daß es so würde, wie es jetzt ist. Jetzt ist es gut.

Ich hoffe, daß wir sehr viele Urlaube und Situationen miteinander verbringen werden.

Für meine Lieblingsschwester

Leonie

Als Conny Krebs hatte, war es... als würde die Zeit eine Treppe hinuntergehen.

Ab und zu ging die Zeit zurück ins Leben.

Manchmal dachte ich an den Tod; manchmal oder meistens an Connys.

Es war eine lange Zeit.

Es war schwer für mich, sie zu überwinden.

Man wußte nicht immer, welchen Weg man nehmen mußte.

Es gab viele.

Manche zum Tod, manche zum Leben und manche, in denen es nicht weiterging.

Ulla

Am Montag, ihrem freien Tag, kam Connys Friseurin Ulrike zu uns – mit Perückenpaketen beladen. Es war ein so schöner Frühlingsvormittag, daß ich Hocker und Spiegel nach draußen auf die Terrasse brachte. Nun sollten die Haare ganz kurz geschnitten werden, weil sie sowieso nur noch lose saßen und Conny mir am Wochenende dauernd ganze ausgefallene Haarbüschel zeigte. Aber Ulrike wollte (konnte) nicht so richtig ran. Sie bewunderte Connys Haare und Frisur und mochte nicht so recht den nächsten Schritt in Richtung Glatze mitvollziehen. Doch Conny ermunterte sie, und sie machte sich schweren Herzens an die Arbeit.

Die Frühlingssonne schien so schön warm auf unsere Dreiergruppe, und die Vögel zwitscherten lauter als sonst, andere Geräusche gab es nicht. Wir spürten deutlich diesen Widerspruch: Haare kürzen, Perücken aufprobieren – Glatze, ein deutliches Zeichen für Chemotherapie infolge von Krebs. Und gleichzeitig diese ganz besondere Atmosphäre auf der Terrasse.

Es war unglaublich schön und unglaublich traurig; unwirklich aber Wirklichkeit.

Conny standen auch die kurzen Haare gut, aber gleichzeitig so blaß und schmal geworden, wirkte sie viel, viel jünger und schutzbedürftiger.

Äußerlich lief der Prozeß gut ab – und jeder, wirklich jeder sagte: Das ist doch halb so schlimm, die

Haare wachsen ja wieder – Hauptsache, sie wird gesund.

Das ist sicherlich richtig, aber immer, wenn ich gleichaltrige, junge Frauen sah, gesund und mit schönen Haaren, hatte ich einen Kloß im Hals und wurde mir bewußt, daß es nicht richtig ist, die Glatze als Nebenerscheinung abzutun.

Conny trug ihre Glatze ohne Furcht, fast selbstverständlich und manchmal provokativ. Als wollte sie allen zeigen: hier bin ich, ich bin immer noch Conny, was sind schon Äußerlichkeiten – auf die inneren Werte kommt es an!

Sie schmückte ihren Kopf mit witzigen Käppies, Tüchern, Mützen und Schals und überraschte uns mit immer neuen Wickeltechniken. Beim Wecken wurde immer erst ihr Kopf gestreichelt, und es war ein schönes, rundes Gefühl in der Hand. Als dann aber die Haare wieder anfingen zu wachsen, da freute sich jeder mit uns, es war ein Zeichen für Therapieende, für Gesundwerden – es war ein Fest!

Tante Elke

Vor einigen Jahren lernten Ulla und ich uns über eine gemeinsame Bekannte kennen.

Gleiche Interessen führten uns in erstaunlich kurzer Zeit recht eng zusammen. Die Tatsache, daß wir uns u. a. optisch sehr ähneln, läßt viele Leute annehmen, wir seien Schwestern, was häufig schon zu spaßigen Verwechslungen geführt hat. Wie selbstverständlich nennen mich sämtliche Familienmitglieder mittlerweile „Tante Elke".

Aus meiner 1½ jährigen Erinnerung heraus muß es etwa der 22. April 1998 gewesen sein, an dem Connys Blutuntersuchung einen konkreten Hinweis auf Hodgkin gegeben hat.

Mit einem dicken Kloß im Hals, dann sofort unter Tränen teilte mir Ulla mit, daß Conny definitiv an Hodgkin erkrankt sei und bereits tags darauf in der Uniklinik Essen untersucht und behandelt werden müsse. Da Mutter und Tochter selbstverständlich gemeinsam nach Essen fahren würden, sollte Leonie zunächst bei mir untergebracht werden. Spontan bot ich meine Hilfe auf unbegrenzte Zeit an. Ich ließ es mir nicht nehmen, der Familie noch am gleichen Nachmittag einen Besuch abzustatten. Innerlich mit dieser Konfrontation überfordert, fehlten mir beim Abschiednehmen die passenden Worte. Mehr als „Du schaffst das schon" oder „das wird schon wieder" kam wohl nicht. „Viel Glück und viel Kraft" sollte Conny haben. Ein Plüschnilpferd hatte mir 1987 zu einem erfolgreichen Examen verholfen. Im festen (Aber-) Glauben an erneuten Beistand sollte es Conny in der Folgezeit begleiten.

Im Schnellverfahren regelten wir das Vorgehen der kommenden Wochen, in denen es vorrangig um Leonies Unterbringung und eine eventuelle Versorgung der Restfamilie ging. Über all das sollte sich Ulla keine Sorgen machen müssen.

Bei allen Anwesenden war Traurigkeit, Ratlosigkeit, aber auch Entsetzen zu erkennen. Wir weinten und nahmen uns beim Abschied in den Arm.

Der Tod war in greifbare Nähe gerückt.

Niemals (auch nicht zu einem späteren Zeitpunkt, als viel mehr Klarheit in ihrem Fall lag) hätte ich es gewagt, dieses heikle Thema aufzugreifen. Immer war Conny diejenige, die in sachlichen Berichten über die Hodgkinsche Erkrankung und mögliche Lebenserwartungen nach Heilung in Prozentzahlen darüber sprach. Trotz aller Distanz und Kühle ließen Tonfall und Gesichtsausdruck ihre eigentliche innere Betroffenheit erkennen.

Nichts wünschten wir uns sehnlicher als eine gesunde Conny, die sich zur Heilung und nicht zum Sterben nach Essen begeben sollte.

Besuche während der Klinikaufenthalte hatte ich Conny zugesagt. Mein erster und einziger fand bereits in der ersten Chemoeinheit statt . Für Conny und Ulla schien es kein „Conny braucht Ruhe“ zu geben, zu wichtig waren ihr offensichtlich die Kontakte zur Außenwelt. Conny wollte/mußte schlafen, so daß Ulla und ich uns zunächst in die Cafeteria, später in die

Stadt begaben. Unsere Gespräche beschränkten sich im wesentlichen auf Conny, die Behandlung, die Folgen, die Chancen usw. Für sehr viel mehr war keine Zeit und keine Möglichkeit, denn unsere Gedanken kreisten schwerpunktmäßig um die Krankheit. Schon damals sprach Ulla ausschließlich in der Wir-Form, was sich auch in der Folgezeit nicht ändern sollte, so verbunden waren Mutter und Tochter miteinander.

Grundsätzlich wurde jeder, den Conny zu sehen und zu sprechen wünschte, herzlich willkommen geheißen. Sie selbst war ja meistens nicht in der Lage, sich aktiv zu zeigen. Die Möglichkeiten ständiger „aushäusiger" Unternehmungen waren zeitweise auf ein absolutes Minimum gesunken. Die Menschen, die sie besuchen kamen, konnten ihr immerhin ein Stück Außenwelt mitbringen und das Gefühl vermitteln, nicht vergessen worden zu sein.

Irgendwann sollte der Zeitpunkt eintreten, an dem die Chemotherapie mit ihrer vollen Grausamkeit zuschlug. Die Nebenwirkung des „Sich-ständig- übergeben-Müssen" hielt sich offensichtlich in Grenzen. Die Tatsache aber, daß einen die Chemo im wahrsten Sinne des Wortes mit Haut und Haaren frißt, sollte bittere Wahrheit werden.

Es kam der Tag, da fand Conny tatsächlich die ersten Haarbüschel auf ihrem Kopfkissen. Ich glaube, daß jeder, der mit dem Verlust ihrer langen blonden Haare konfrontiert wurde, nur wenig ehrlichen Zuspruch geben konnte. Möglicherweise sagten wir alle das gleiche: „Das ist doch nicht so schlimm, die wachsen doch wieder und außerdem viel dicker und schöner als zuvor. Hauptsache, du wirst wieder gesund." War das unsere ehrliche Meinung?

Conny hingegen machte einen äußerst selbstbewußten Eindruck. Um den Übergang von lang zu kurz erträglich zu gestalten, ließ sie sich ihre Haare zunächst auf eine mittlere Länge kürzen. Auch das stand ihr gut. Der Haarausfall nahm ständig zu. Sie demonstrierte es mir, indem sie mit gespreizten Fingern Büschel vom Kopf zog, sie hochhielt und sagte „guck mal".

Weitere Therapieeinheiten führten schließlich zur unausweichlichen Glatze. Bei jedem Zusammentreffen ein erneut gewöhnungsbedürftiger Anblick, den ich nicht in Worte fassen konnte. Nicht zu lange hingucken, ablenken, cool tun.

Conny hatte sich schon beizeiten Gedanken über originelle Kopfbedeckungen gemacht, eine Perücke war ebenfalls bestellt. Soweit mir bekannt ist, hat sie diese nie ernsthaft getragen. Vielmehr hat sie ihre Zweitfrisur wie einen Karnevalsartikel behandelt.

Es ergab sich dann jedenfalls (ich habe es ihr vermutlich angeboten), daß ich mit dem Stricken von Baumwollrollrandmützen beauftragt wurde. Jede der drei angefertigten Mützen paßte zu einem bestimmten T-Shirt. Das Erstlingswerk in unidunkelblau, die beiden weiteren geringelt. Eine dieser Ringelmützen hatte Conny zu ihrem Lieblingsstück auserkoren. Ungern trennte sie sich davon, sah aber die Notwendigkeit, ihrer Bettnachbarin etwas Gutes zu tun. Die Mützen dienten nämlich in erster Linie dazu, den kahlen Kopf vor der unangenehmen Kälte zu schützen. Nicht nur, daß die Leidensgenossin schwer krank war, sie wirkte zudem aufgrund ihrer Lebensumstände sehr einsam und fror auf dem Kopf. Diese unglaubliche Nähe, in der sich Conny und Ulla befanden, durfte die junge Patientin aus dem Nebenbett nicht erleben. In diesem Zusammenhang ist mir eindrucksvoll in Erinnerung geblieben, welch ungeheure Anteilnahme Conny und Ulla generell an den Tag legten, wenn es um das Schicksal anderer Patienten ging. Während ihrer Klinikaufenthalte hatten sie verschiedene Frauen kennengelernt und sich mit diesen ausgetauscht. Jede hatte ihre eigene Geschichte, alle hatten das gemeinsame Ziel, gesund zu werden, nicht jede sollte es schaffen. Tief betroffen waren Conny und Ulla, wenn die anderen Frauen von ihren Angehörigen keine ausreichende Unterstützung erfuhren. Besonderes Mitgefühl galt insbesondere den jungen Frauen, die Mütter kleiner Kinder waren.

Besonders betroffen machte mich der Fall einer jungen Frau, die 17-jährig zeitgleich mit Conny ebenfalls an Hodgkin erkrankte und bedauerlicherweise kurze Zeit später verstarb. Was muß Conny empfunden haben, die ja nur wenige 100 Meter entfernt von diesem Mädchen wohnte und es tatsächlich fertigbrachte, am Begräbnis teilzunehmen!

Ich blicke auf ein emotional bewegtes, tränenreiches 1998 zurück. Die Connys Erkrankung begleitenden Ereignisse schienen zu dominieren, obwohl ich heute nicht so tun möchte, als hätte ich mich ausschließlich mit ihnen befaßt. Immerhin führte ich mein eigenes Leben mit all seinen Belanglosigkeiten und Alltäglichkeiten.

Sandra

Auch ich möchte etwas zu dem Buch beisteuern, da das Jahr 1998 mir ganz besonders gezeigt hat, was es heißt, zu leben.

Meine Beziehung zu Conny ist immer sehr gut und innig gewesen. Über all die Jahre. Jetzt sind es bereits mehr als sieben Jahre. Trotz allem: eifersüchtige Freunde etc. Niemand konnte uns auseinanderbringen. Und doch hatten wir uns in der ersten Zeit, in der du mit deinen Studienfreunden zusammen warst, etwas entfremdet. So schien es jedenfalls.

Aber als ich den Anruf meiner Mutter auf dem Anrufbeantworter abhörte (24.4.98) und erfuhr, daß Conny schwer krank ist, war alles vergessen, was in der letzten Zeit war, und ich dachte nur – Oh, mein Gott. Warum gerade Conny? Die hat es doch nie besonders leicht gehabt! – Ich dachte über alles nach: über das Leben, meine Familie, meinen Freund. Sachen, die wichtig waren oder auch nicht. Also rief ich Samstag bei Conny zu Hause an. Wölfi gab mir die Nummer aus Essen. Ich telefonierte mit Conny und dachte: Warum gerade sie? Später traf ich mich mit einigen Freunden. Doch da brach es bei mir los, und ich konnte nur noch heulen. Auch, wenn viele fremde Menschen um mich herum waren. Der Rest des Tages war wie im Film. Abends faßte ich den Entschluß, so bald wie möglich nach Essen zu fahren.

Gesagt, getan. Am Sonntagmorgen fuhr ich Blumen kaufen und packte ein Freßpaket für Ulla und Conny. Und los ging's.

Als mein Freund und ich im Eingangsbereich der Klinik die ganzen Menschen sahen ohne Haare, mit Infusionsständer, aber dennoch die Zigarette im Mundwinkel, da dachte ich wieder: arme Conny.

Den Rest des Jahres versuchte ich zu helfen, wo ich nur konnte. Aber all das und auch meinen privaten Streß unter einen Hut zu bringen (Familienstreß, Freund, Tod der Oma, Arbeit, Haushalt), das war oft nicht einfach.

Doch es gibt viele Momente aus dieser Zeit, an die ich mich noch gut und gerne erinnere. Z.B als Conny zu mir sagte: Sandra, Ulla tut immer soviel für mich; besorg bitte ein schönes Muttertagsgeschenk für sie. Das war vielleicht eine Aufgabe! Aber ich kenne ja Ulla nun auch schon seit Jahren, und sie ist für mich wie meine Mutter.

Oder als Conny mich losschickte: Kauf mir bitte eine Jeans. Größe 28. Ich dachte, da paßt doch nur ein Kind rein. Aber Conny war mittlerweile so dürre, schlimm, diese Veränderung mit anzusehen und nichts dagegen tun zu können.

Die Nacht von Pfingstsamstag auf Pfingstsonntag verbrachte ich bei Conny. Zwar war im Nachbarort Schützenfest und alle waren am Feiern; aber Ulla und Wölfi fuhren zum Ausspannen mal ein Wochenende nach Köln, und Conny wäre sonst mit ihren kleinen Schwestern allein zu Hause geblieben. Sie meinte zwar, das sei nicht so wild, aber ich glaube, sie war doch ziemlich erleichtert, daß ich bei ihr blieb. Das war viel wichtiger als Schützenfest.

Wir waren auch zusammen los, um Fiffi (Connys

Perücke) anzuprobieren. Ulla war gerade einkaufen, als die Friseurin anrief.

In diesem Jahr kam dann noch für mich dazu, daß meine Oma, die ich sehr lieb hatte, starb. Mittags, als ich es erfahren hatte, bin ich gleich zu Conny gefahren, um mich richtig auszuheulen. Und da war für mich klar: Conny muß es einfach schaffen!

Einmal (Connys Leukos waren ganz gut) gingen wir zusammen einkaufen. Pizzazutaten, denn einige Freunde von Conny, die zu der Zeit in Dresden und Münster wohnten, wollten sie besuchen. Später, als die Chemo vorbei war und sie wieder Tiere anfassen durfte, kauften wir ein neues Pferd für sie in der Nähe von Köln. Ich fuhr sie hin, denn sie konnte noch nicht wieder Autofahren – zumindest nicht solch eine Strecke. Dort besuchten wir auch noch meine Schwester, und Conny war das erste Mal in diesem Jahr wieder shoppen. Nachher natürlich total fertig, aber glücklich.

Im Oktober waren wir dann zusammen auf einer Party bei uns im Dorf. Die Leute haben vielleicht doof geguckt, als wir dort aufgeschlagen sind. Conny ohne Haare, aber am Grinsen ohne Ende.

Am 12.11. dann ihre GEBURTSTAGSparty??? Das Jahr lief so dahin. Meine Beziehung zu Conny wurde wieder so wie früher. Von jetzt an war noch einmal klar: niemand bringt uns auseinander. Bei meinem Streß mit meinem damaligen Freund hat und wird sie mir weiter helfen und mich unterstützen.

Am 24.4.99 – ein Jahr nach der Diagnosestellung – feierten wir noch einmal GEBURTSTAG, und Ulla organisierte eine Überraschungsparty für Conny. Zu diesem Termin wußte ich bereits, daß ich schwanger bin, und dachte mir: wenn Conny den Krebs besiegt hat, dann werde ich es auch schaffen, dieses Kind zu kriegen. Auch ohne Freund. Aber ohne Connys Hilfe wäre ich oft sehr verzweifelt gewesen in dieser Situation.

Eine richtig gute Freundschaft kann eben doch nichts auseinanderbringen. Weder Männer, noch Schwangerschaft und schon gar kein Krebs. Ich hoffe, daß Conny nie wieder etwas Schlimmes oder Schreckliches passiert und daß sie jetzt, nachdem alles überstanden ist, endlich richtig glücklich wird. Ich wünsche ihr, daß dieses Buch all das widerspiegelt, was sie ist. Nämlich eine super, klasse Frau!

Viel Glück, Conny!

Stufen

Wie jede Blüte welkt und jede Jugend
Dem Alter weicht, blüht jede Lebensstufe,
Blüht jede Weisheit auch und jede Tugend
Zu ihrer Zeit und darf nicht ewig dauern.
Es muß das Herz bei jedem Lebensrufe
Bereit zum Abschied sein und Neubeginne,
Um sich in Tapferkeit und ohne Trauern
In andre, neue Bindungen zu geben.
Und jedem Anfang wohnt ein Zauber inne,
Der uns beschützt und der uns hilft, zu leben.

Wir sollen heiter Raum um Raum durchschreiten,
An keinem wie an einer Heimat hängen,
Der Weltgeist will nicht fesseln uns und engen,
Er will uns Stuf' um Stufe heben, weiten.
Kaum sind wir heimisch einem Lebenskreise
Und traulich eingewohnt, so droht Erschlaffen,
Nur wer bereit zu Aufbruch ist und Reise,
Mag lähmender Gewöhnung sich entraffen.

Es wird vielleicht auch noch die Todesstunde
Uns neuen Räumen jung entgegen senden,

Des Lebens Ruf an uns wird niemals enden...

(Hermann Hesse)

Literaturempfehlungen

Lohmann, M.; Jox, A.: Das Jahr, in dem ich nur spazieren ging. Diagnose Krebs: Ein Überlebensbericht. Zürich: Haffmanns 1998.

Sanders, Eva-Maria: Leben! Ich hatte Krebs und wurde gesund. München: nymphenburger 1997.

Sanders, Eva-Maria: Freude! So schön ist das Leben. München: nymphenburger 1998.

Canacakis, Jorgos; Schneider, Kristine: Neue Wege zum heilsamen Umgang mit Krebs. Angebote für Betroffene und Helfer. 3., erw. Aufl. Stuttgart: Kreuz-Verlag 1997.

McKay, Judith; Hirano, Nancee: Chemotherapie: Informationen und Hilfen. Reinbek bei Hamburg: Rowohlt 1995.

Simonton, O. Carl; Simonton, Stephanie Matthews; Creighton, James: Wieder gesund werden. Eine Anleitung zur Aktivierung der Selbstheilungskräfte für Krebspatienten und ihre Angehörigen. Reinbek bei Hamburg: Rowohlt 1982.

Deutsche Krebshilfe e.V. (Hrsg.): Die blauen Ratgeber.

Adressen:

Deutsche Krebshilfe e.V.
Thomas-Mann-Str. 40
53111 Bonn
Postfach 1467
53004 Bonn
Tel.: 0228/729900

Gesellschaft für Biologische Krebsabwehr e.V.
Hauptgeschäftsstelle
Sitz: Hauptstr. 44
69117 Heidelberg
Postfach 102549
69015 Heidelberg
Tel.: 06221/138020
Fax: 06221/1380220

Liedtext: